Michael Schulte-Markwort / Sabine Zahn
Magersucht – Effektive Hilfe für Betroffene und Angehörige

Michael Schulte-Markwort / Sabine Zahn

Magersucht – Effektive Hilfe für Betroffene und Angehörige

Patmos

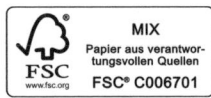

Für die Schwabenverlag AG ist Nachhaltigkeit ein wichtiger Maßstab ihres Handelns. Wir achten daher auf den Einsatz umweltschonender Ressourcen und Materialien. Dieses Buch wurde auf FSC®-zertifiziertem Papier gedruckt. FSC (Forest Stewardship Council®) ist eine nicht staatliche, gemeinnützige Organisation, die sich für eine ökologische und sozial verantwortliche Nutzung der Wälder unserer Erde einsetzt.

Bibliografische Information der Deutschen Nationalbibliothek
Die Deutsche Nationalbibliothek verzeichnet diese Publikation in der Deutschen Nationalbibliografie; detaillierte bibliografische Daten sind im Internet über http://dnb.d-nb.de abrufbar.

Druck: CPI – Ebner & Spiegel, Ulm
Hergestellt in Deutschland
ISBN 978-3-8436-0026-2

Inhalt

Einleitung: Wozu dieser Ratgeber?

Die Zahl der Bücher über Essstörungen und Ernährung ist groß. Warum also noch ein Ratgeber zum Thema Magersucht?

Weil die Zahl der Essstörungen zunimmt? Weil noch nicht genug darüber geschrieben wurde? Weil wir uns als Experten verstehen, die gerne ihr Wissen teilen und weitergeben möchten?

Für uns gibt es zahlreiche Gründe, weshalb es Sinn macht, ein solches Buch zu schreiben, das über Magersucht aufklärt, das Wissen erweitert und Hilfestellung bei der Erkennung, Überwindung und Vermeidung dieser Form der Essstörung gibt.

In unserer täglichen Arbeit begegnen wir vielen jungen Menschen – hauptsächlich Mädchen und Frauen –, bei denen zu lange »die Augen zugemacht« wurden. Keiner hat sich getraut, sie auf ihr verhungertes Äußeres anzusprechen, obwohl doch gerade dies der »Hilfeschrei« nach außen ist: »Seht, mit mir ist etwas nicht in Ordnung!« Regelmäßig werden wir auf Präventionsveranstaltungen gefragt, ob es denn erlaubt sei, die Betroffenen zu fragen, ob sie Hilfe brauchen. Dies sei doch ein Eingriff in die »Intimsphäre«, die lieber den Familien selbst überlassen sein solle.

Aber: Bis zu 50 Prozent (!) der Erkrankungsfälle werden nicht oder zu spät erkannt. Beratung, Therapie und medizinische Hilfe gibt es oft erst mit einer Verzögerung von drei bis vier Jahren. Wenn die Betroffenen zu spät Hilfe bekommen, sind die Abbruchraten einer Behandlung immens hoch und damit die Heilungschancen gering. In sehr vielen Fällen nimmt die Magersucht einen chronischen Verlauf, und sie kann die Ursache dafür sein, dass sich weitere psychiatrische Erkrankungen entwickeln. Viele erwachsene magersüchtige Frauen sind beruflich nicht integriert, ihnen bleibt der Weg in Partnerbeziehung und/oder Schwangerschaft verschlossen, sie führen ein »Schattendasein« am Rande der Gesellschaft, an und in der sie verhungern.

Gerade dieser Entwicklung wollen wir mit unserem Ratgeber entgegenwirken. Unser Buch will dazu ermutigen, offen und ehrlich mit dieser Erkrankung umzugehen, die viel zu sehr verheimlicht wird. Denn eins ist klar: Je früher wir die Warnsignale erkennen, je früher die Hilfestellung kommt, desto leichter ist es für uns, zusammen mit den Betroffenen einen Weg aus der Krankheit zu finden, einer Chronifizierung entgegenzuwirken und den Magersüchtigen und ihren Familien viel Qual zu ersparen.

Während ich, Sabine Zahn, an diesem Ratgeber arbeitete, saß ich bei einer »kreativen Pause« in einem Eiscafé in der Nähe unserer Klinik. Am Nachbartisch fiel mir eine Mutter mit einem magersüchtigen Mädchen auf, das bei uns in Behandlung war. Da ich hinter den beiden saß, konnten sie mich nicht sehen, und ich bekam den Dialog zwischen Mutter und Tochter mit. Ihr Gespräch war zunächst recht lebhaft und aufgeschlossen, sie wirkten insgesamt entspannt, und ich freute mich über die gute Kommunikation. Dann kam die Kellnerin mit der Eiskarte, und innerhalb von Sekunden veränderte sich die Situation: Das Mädchen blätterte intensiv in der Karte, vor und zurück, zweimal kam die Kellnerin und wollte die Bestellung aufnehmen – jedes Mal wurde sie von der Mutter gebeten, doch später noch einmal wiederzukommen. Die lockere Stimmung war verflogen, es herrschte Schweigen, die Spannung wuchs. Endlich konnte bestellt werden, aber der Gesprächsfaden war nicht wieder aufzunehmen. Das Mädchen aß unter Qualen – mit Tränen in den Augen – löffelchenweise sein Eis. Nach der Hälfte der Portion war Schluss: Die Tochter erklärte, sie sei völlig erschöpft und könne einfach nicht mehr weiteressen. Die völlig hilflose Mutter aß mit vorwurfsvollen Blicken das Eis zu Ende, und es schien für beide eine Erlösung zu sein, als bezahlt wurde und der gemeinsame Cafébesuch, der doch so entspannt begonnen hatte, ein Ende fand. Dies ist nur eine der Szenen, die sich tagtäglich in Familien abspielen, die mit der Magersucht zu kämpfen haben – ein Martyrium für alle Beteiligten.

Wer in dieser Situation vorschnell einem der Beteiligten so etwas wie Schuld gibt, hat verloren, wenn es darum geht, verstehend und gleichzeitig strukturierend in die eskalierte Beziehung einzugreifen. Wir wissen heute, dass es völlig verkürzt wäre, beispielsweise lediglich der Mutter mit ihrem vorwurfsvollen Blick wesentliche Verantwortung für die Situation zuzuschreiben. Ebenso wenig zutreffend wäre es aber, dem betroffenen Mädchen eine Verweigerungshaltung gegenüber der Mutter oder gar eine bewusste Provokation zu unterstellen. Entscheidend ist, dass aufgrund der Erkrankung – und nicht primär aufgrund einer gestörten Beziehung – die Interaktion zwischen Mutter und Tochter entgleist.

Immer wieder sehen sich insbesondere Mütter von anorektischen Mädchen mit der Hypothese konfrontiert, dass es ihre pathologische Beziehung zur Tochter war, die das Mädchen hat krank werden lassen. Ein wesentliches Anliegen unserer Arbeit – und damit auch dieses Buches –

ist es, die beteiligten Kinder, Frauen und Familien von Schuld zu entlasten. Vorschnelle Schuldzuweisungen sind für die therapeutische Arbeit nicht nur hinderlich, sondern verstärken unter Umständen die schwierige Dynamik zwischen Eltern und Betroffenen noch – schlimmstenfalls wird die eskalierte Situation durch Schuldzuweisungen gewissermaßen zementiert. Das bedeutet natürlich nicht, dass es in nicht jedem Einzelfall notwendig ist, sich auch intensiv mit der Frage von etwaigen pathologischen Beziehungsmustern zu beschäftigen, um sie gemeinsam (!) zu verstehen und behutsam aufzulösen.

Dieser Ratgeber erhebt keinen Anspruch auf Vollständigkeit. Unser Anliegen ist, deutlich zu machen, dass die Magersucht nur die Spitze eines Eisberges darstellt, dass sich hinter dieser Krankheit eine Vielzahl von Ängsten, Wünschen, Bedürfnissen, Unsicherheiten, Trauer, Scham und Wut verbirgt. Wer an Magersucht erkrankt, durchleidet eine große innere Not, die häufig mit einem »alles durchdringenden Gefühl der Unzulänglichkeit« einhergeht, wie Hilde Bruch, die Pionierin in der Behandlung der Krankheit, es ausdrückt. Wenn dieses Buch deutlich machen kann, dass es für Magersüchtige eben nicht so einfach ist, »nur« zu essen, damit dann alles wieder in Ordnung ist, haben wir sicher einiges von dem erreicht, was unser Anliegen ist.

Es ist wichtig, die »kleinen« Signale wahrzunehmen: das erste fehlende Kilo, mit dem die Gewichtsabnahme beginnt, das erste Weglassen der Lieblingsspeise, die ersten Ausreden, warum man heute nichts essen kann … Denn eins sollte uns allen klar sein: Wenn Kinder und Jugendliche ohne ärztliche Verordnung abnehmen, muss man immer nach den Ursachen forschen. Es kann sich dabei um eine gefährliche Krankheit handeln: Magersucht. Und je frühzeitiger deren Behandlung beginnt, desto besser stehen die Chancen, dass die Betroffenen tatsächlich wieder essen können – und damit nicht nur die Fähigkeit zurückgewinnen, ihren Körper mit Nährstoffen zu versorgen. Denn Essen ist mit so viel mehr verbunden: Genuss und Freude. Kommunikation und Dazugehören. Fürsorge. Essen ist ein großes Stück Leben.

Wir freuen uns, wenn dieses Buch einen Beitrag dazu leistet, dass Betroffene – und ihre Angehörigen – zurückfinden zu einem Leben, in dem es wieder möglich ist, unbeschwert zu essen.

Teil I
Was man über Magersucht wissen muss

Kapitel I
Was ist Magersucht?

Die Anorexia nervosa – so der medizinische Name der Magersucht – ist gekennzeichnet durch einen absichtlich selbst herbeigeführten oder aufrechterhaltenen Gewichtsverlust. Der aus dem Lateinischen hergeleitete Fachbegriff steht für die Nicht-Nahrungsaufnahme (An-Orexie) aus psychischen (»nervösen«), nicht organischen Gründen. Die Menschen, die an Anorexia nervosa erkranken, haben ein nicht steuerbares Verlangen, extrem dünn zu sein. Insofern ist auch der deutsche Name der Krankheit durchaus zutreffend.

Magersucht zählt – gemeinsam mit der Bulimia nervosa (Ess-Brechsucht) und der sogenannten »Binge Eating Disorder« (Essattacken ohne Brechsucht) – zu den am häufigsten vorkommenden Essstörungen. Oft entwickelt sie sich zu einer chronischen Krankheit.

Wie häufig ist Magersucht?

Liest man die Artikel über Magersucht in Zeitungen und Zeitschriften, so kann der Eindruck entstehen, als sei die Anorexie eine der häufigsten Erkrankungen bei Jugendlichen. Darüber hinaus bleibt beim Leser häufig das Gefühl zurück, dass die Krankheit in den letzten zehn bis 20 Jahren deutlich zugenommen hat. Beides stimmt nicht. Das bedeutet jedoch keinesfalls, dass die Krankheit weniger ernst genommen werden dürfte.

In wissenschaftlichen Untersuchungen schwanken die Angaben zur Häufigkeit der Magersucht im Jugendalter bis 18 Jahre zwischen 0,3 Prozent und drei Prozent. Weil es ein typisches Kennzeichen der Magersucht ist, dass die Betroffenen sich gar nicht krank fühlen, ist es nicht ganz einfach, in repräsentativen Studien die tatsächliche Anzahl anorektischer PatientInnen zu ermitteln. Hierfür genügt es auch nicht, einfach in verschiedenen Altersgruppen den Body Mass Index (BMI) zu erheben, der Körpergröße und -gewicht ins Verhältnis setzt (mehr dazu in Kapitel 2). Denn natürlich gibt es auch Gewichtsverluste, die mit einer Magersucht nichts zu tun haben. Befragt man allerdings die weibliche Bevölkerung hinsichtlich ihrer Zufriedenheit mit dem eigenen Körper und seinem Gewicht und ermittelt abnorme Essgewohnheiten, entsteht schnell der Eindruck, bis zu zehn Prozent der Mädchen und Frauen könnten magersüchtig sein oder werden.

In diesem Zusammenhang spielt die Bedeutung der Model-Kultur eine gewisse Rolle. Models bilden in der Tat eine Risikogruppe für Anorexie. Man muss davon ausgehen, dass sicherlich 80 Prozent aller Models sogenannte »restraint eater« sind, also Frauen, die »gezügelt essen«, um ihr vermeintliches Idealgewicht als Voraussetzung für ihren beruflichen Erfolg zu halten. Entsprechend würde sich bei näherem Hinsehen unter Models sicherlich eine höhere Erkrankungsrate finden als bei der weiblichen Normalbevölkerung. Ähnliches gilt für weitere Risikogruppen wie Balletttänzerinnen, Turnerinnen oder Skispringer. Auf die Bedeutung von Sport und Model-Kultur im Zusammenhang der Magersucht werden wir ebenfalls an späterer Stelle noch einmal zu sprechen kommen.

Aktuelle Untersuchungen zur Verbreitung der Magersucht in der europäischen Bevölkerung aus den letzten zehn Jahren gehen davon aus, dass etwa 0,7 Prozent der 14–17-jährigen Mädchen beziehungsweise Jugendlichen von einer Anorexie betroffen sind. Die sogenannte »Prävalenz«, d. h. die Anzahl der erkrankten Frauen insgesamt, liegt bei etwa einem Prozent.

Die frühere Hypothese, dass die Magersucht hauptsächlich eine Erkrankung der höheren sozialen Schichten ist, gilt als widerlegt (umgekehrt ist es beim Übergewicht, das häufig mit niedrigem sozialem Status verknüpft ist). Nimmt man die gesamte Altersspanne der Mädchen bis hinein in die Adoleszenz und das 25. Lebensjahr in den Blick, so kann man von einer Häufigkeit von einem bis zwei Prozent ausgehen. Bezogen auf deutsche Schulen würde das bedeuten, dass bei einer Klassenstärke von 30 Schülern in jeder dritten bis vierten Klasse ein Mädchen manifest an Magersucht erkrankt ist.

Die Daten zur Verbreitung der Magersucht bei erwachsenen Frauen zeigen, dass ein Großteil der Erkrankungen gar nicht oder zu spät entdeckt wird. Man geht von einer Dunkelziffer von insgesamt 50 Prozent aus. Die sogenannte »Inzidenz«, d. h. die höchste Zahl der Neuerkrankungen, liegt zwischen dem 15. und 19. Lebensjahr. Zwischen dem 20. und 24. Lebensjahr nimmt die Häufigkeit der Neuerkrankungen wieder etwas ab.

Eine Krankheit der westlichen Welt

Unbestritten ist die Magersucht eine Erkrankung der westlichen Industrienationen. Sie kommt aber keineswegs nur in Überflussgesellschaften
vor, und sie ist auch keine »neue« Krankheit. In Kapitel 6 werden wir
sehen, dass es Magersucht, historisch betrachtet, schon immer gab, wenn
auch nicht so häufig wie heute. Es gab und gibt sie auch in Zeiten des
Mangels, beispielsweise Kriegszeiten. Internationale Studien weisen allerdings darauf hin, dass die Anorexie in Afrika und in China seltener
vorkommt als in Europa und den USA. In China gibt es Anzeichen
dafür, dass mit dem zunehmenden gesellschaftlichen Wandel und der
Übernahme westlicher kultureller Werte und Lebensweisen auch die
Magersucht zunimmt.

Magersucht scheint also in einem Zusammenhang mit einer bestimmten Kultur zu stehen. In Deutschland legt die klinische Erfahrung
z. B. mit türkischen Familien die Vermutung nahe, dass Mädchen dieses
Kulturkreises – bedingt durch ein anderes Schönheitsideal – etwas besser
vor der Krankheit geschützt sind.

Dass die Krankheit nicht zunimmt, ist kein Grund zur Entwarnung

Durch aufwändige Analysen von verschiedenen Untersuchungen aus den
letzten 50 Jahren konnte gezeigt werden, dass es bis etwa in die 1970er-
Jahre hinein einen Anstieg der Häufigkeit der Magersucht bei Mädchen
und Frauen gegeben hat. Heute geht man davon aus, dass sich die Häu-
figkeitszahlen seitdem stabilisiert haben.

Deutlich zugenommen haben allerdings zwei andere Phänomene:
zum einen ein übermäßig strenges Schlankheitsideal – bei gleichzeitiger
Zunahme der übergewichtigen Kinder und Jugendlichen! –, verbunden
mit frühzeitigen Diäten und Versuchen der Gewichtsreduktion bei jugendlichen Mädchen und Frauen nahezu aller Altersgruppen, ohne dass
ein sachlicher Grund für das Abnehmen vorliegt. Zum Zweiten gibt es
heute eine verstärkte öffentliche Aufmerksamkeit gegenüber der Anorexie.

Schneller als früher bekommen Eltern heute einen Schreck, wenn ihre
Tochter zu Beginn der Pubertät plötzlich äußert, dass sie unzufrieden
mit ihrem Aussehen und ihrem Gewicht ist, und beschließt, über mehr
oder weniger strukturierte Diätmaßnahmen an Gewicht zu verlieren.

Diätversuche unter jugendlichen Mädchen – und inzwischen auch immer mehr Jungen – sind weit verbreitet und müssen als solche noch kein Anlass zur Sorge sein. Es gilt der Grundsatz: Ein seelisch gesunder junger Mensch entwickelt allein durch eine Diät keine Magersucht. Umgekehrt gilt: Jede Magersucht beginnt in aller Regel mit einer wie auch immer gearteten Diät! Für Eltern ist es nicht ganz leicht zu entscheiden, ob das Verhalten ihres Kindes Anlass zur Sorge gibt oder nicht. Sich einzugestehen, dass man sich keine sichere Einschätzung zutraut, hat nichts mit elterlichem Versagen zu tun. Mütter und Väter sollten sich nicht scheuen, frühzeitig professionelle diagnostische Hilfe zu suchen. Sie müssen dabei nicht befürchten, dass sie durch die Inanspruchnahme dieser diagnostischen Hilfe ihr Kind stigmatisieren oder gar erst in eine Magersucht treiben könnten. Im Gegenteil: Das rechtzeitige und offene Ansprechen der Probleme verhindert in der Regel, dass eine eventuell vorliegende Magersucht einen chronischen Verlauf nimmt.

So gilt für Eltern zweierlei: Ein – in der Regel vorübergehender – Versuch eines Heranwachsenden, Kalorien und damit Gewicht zu reduzieren, darf nicht dramatisiert werden. Er muss allerdings aufmerksam begleitet werden. Und die Tatsache, dass die Anorexie in den letzten 30 Jahren nicht zugenommen hat und weiterhin eine – statistisch-epidemiologisch betrachtet – nicht sehr häufige Erkrankung darstellt, bedeutet nicht, dass nicht jeder einzelne Fall von Magersucht möglichst schnell und professionell diagnostiziert und behandelt werden muss.

Haben nur Mädchen und Frauen Magersucht?

Magersucht tritt acht- bis 40-mal häufiger beim weiblichen Geschlecht auf. Dies bedeutet allerdings nicht, dass Jungen und Männer nicht ebenfalls zunehmend unzufrieden mit ihrem Körper und ihrem Gewicht sind. Allerdings gehen sie mit ihrer Unzufriedenheit in der Regel anders um: Nicht Kalorienreduktion ist das Mittel der Wahl, sondern mehr körperliche Aktivität, z.B. in einem Fitnessstudio. Auch in diesem Zusammenhang gibt es suchtartige Entwicklungen, wenn Jungen oder Männer ihr Leben ohne zum Teil exzessiv betriebenen Sport nicht zu bewältigen glauben. Sportsucht ist zwar noch keine anerkannte psychische Erkrankung, aber es könnte sein, dass es unter den sportlich aktiven Jungen und Männern einen kleinen Anteil gibt, der befürchtet, ohne viele Stunden sportlicher Betätigung zu »unsportlich«, zu unansehnlich oder zu dick zu werden.

Während ein möglichst athletisches Erscheinungsbild unter Jungen und Männern schon immer als Ideal galt, wandelt sich dieses Bild in den letzten Jahren dahingehend, dass ein schlanker Körperbau mit einem modischen Outfit gekoppelt sein sollte. Das Schönheitsideal von Jungen und Mädchen gleicht sich auch dadurch an, dass auch unter Jungen ein möglichst unbehaarter Körper zunehmend als erstrebenswert gilt.

Die Behandlung der Magersucht ist bei weiblichen und männlichen Betroffenen gleich.

Wie ist die Prognose?

Schon lange interessiert sich die Wissenschaft besonders für die Frage, welchen Verlauf anorektische Erkrankungen nehmen. Von den Antworten auf diese Frage erhofft man sich nicht zuletzt Aufschluss darüber, ob es Faktoren gibt, die einen guten oder schlechten Verlauf der Krankheit vorhersagen.

Bezogen auf alle anorektischen Patientinnen – Studienergebnisse zu anorektischen Jungen und Mädchen stehen hier noch aus –, unabhängig vom Alter bei Beginn der Erkrankung, lässt sich sagen, dass wir bei etwa 60 Prozent von ihnen mit einer längerfristigen und stabilen Wiederherstellung des Körpergewichts auf Normalniveau rechnen können. Ebenfalls bei knapp 60 Prozent normalisiert sich auch die Menstruation wieder (dazu mehr in Kapitel 2). Ein komplett normales Essverhalten stellt sich allerdings nur in etwa 45 Prozent der Fälle wieder ein. Dies bedeutet, dass über die Hälfte der betroffenen Mädchen und Frauen auch nach Abklingen der Krankheit beispielsweise ein besonders wählerisches Essverhalten beibehalten und bestimmte Nahrungsmittel dauerhaft meiden oder auch bestimmte Rahmenbedingungen des Essens beibehalten, indem sie etwa nach Möglichkeit nicht in der Öffentlichkeit essen. Allerdings ist bei diesen Studienergebnissen immer zu berücksichtigen, dass es sich um *Mittelwerte* handelt, die beträchtliche Variationsbreiten enthalten. Deshalb ist es sehr schwierig, im konkreten Einzelfall eine spezifische Prognose abzugeben.

Etwas besser als die Mittelwerte der *Gesamtgruppe* anorektischer Patientinnen sind die Ergebnisse für die *jüngere Gruppe* vom 14. bis 18. Lebensjahr. Bei ihnen normalisiert sich das Gewicht durchschnittlich bei 68 Prozent der Mädchen, die Menstruation zu 65 Prozent und das Essverhalten zu 52 Prozent. Für die Gruppe der Mädchen, die *noch vor Beginn der Pubertät* erkranken, gelten diese Ergebnisse allerdings nicht.

Hier muss von einer deutlich schlechteren Prognose ausgegangen werden als in der Gruppe der Jugendlichen und in der Gesamtgruppe. Dies hat offensichtlich etwas damit zu tun, dass das frühe Hungern das Größenwachstum, die Sexualentwicklung sowie die gesamte körperliche und seelische Entwicklung massiv beeinträchtigt – stärker als bei den älteren anorektischen Mädchen und Frauen.

Unterteilt man den Verlauf nach Heilung, Besserung und Chronifizierung, so ergeben sich folgende Zahlen: Etwa 50 Prozent aller PatientInnen können als geheilt eingestuft werden, 30 Prozent als gebessert. Und bei etwa 20 Prozent der PatientInnen nimmt die Krankheit einen chronischen Verlauf. Damit hat sich in den letzten 20 Jahren die Prognose durch die besseren Behandlungsmöglichkeiten deutlich verbessert, war man doch lange Zeit von einer Drittelung der drei Verlaufsmöglichkeiten ausgegangen. Allerdings darf auch nicht unterschlagen werden, dass die Mortalitätsrate, d. h. der Anteil der Frauen, der im Verlauf der Krankheit stirbt, je nach Quelle zwischen 9–17 Prozent liegt. Zum einen handelt es sich bei diesen Todesfällen um Selbsttötungen von Frauen im Erwachsenenalter, die es im langen Verlauf der Krankheit nicht mehr ausgehalten haben, nicht gesund werden zu können, zum anderen versterben die Patientinnen an den direkten Folgen des Hungers.

Schutz- und Risikofaktoren

Neben den Erkenntnissen über Verlauf und Prognose der Magersucht war es in den letzten Jahren von besonderem Interesse, einzelne Faktoren ausfindig zu machen, anhand derer man einen günstigen beziehungsweise ungünstigen Verlauf der Krankheit vorhersagen kann. Naturgemäß sind auch diese Faktoren oft allgemeiner Natur und nur zum Teil wirklich zu beeinflussen.

Für die *gesamte* psychische Entwicklung von Kindern und Jugendlichen sind Schutz- und Risikofaktoren bekannt, die den individuellen Entwicklungsverlauf beeinflussen können. Zu den allgemeinen Schutzfaktoren gehören u. a.:

- ein positives Temperament,
- eine sichere Bindung,
- eine ausreichend gute Intelligenz (keine Hochbegabung!),
- eine psychisch gesunde Mutter,
- eine stabile positive Bezugsperson außerhalb der Familie,
- ein positives Selbstwertgefühl,

- soziale Unterstützung,
- liebevolle Beziehungen,
- eine stabile Werteorientierung,
- ein direktiver, aber liebevoller Erziehungsstil.

Zu den allgemeinen Risikofaktoren gehören u. a.:
- mütterliche Berufstätigkeit im ersten Lebensjahr,
- längere Trennung von der Mutter im ersten Lebensjahr,
- Geburt eines Geschwisters vor dem 18. Monat des älteren Kindes,
- eine körperliche/psychische Erkrankung der Eltern,
- chronische familiäre Disharmonie,
- väterliche Abwesenheit,
- Armut,
- Misshandlung,
- außerfamiliäre Unterbringung,
- Scheidung,
- ernste Erkrankungen in der Kindheit,
- Geschwister mit einer Behinderung,
- bei den Mädchen: eine Schwangerschaft vor dem 18. Lebensjahr.

In diesem Zusammenhang ist wichtig, dass das Vorliegen eines der genannten Faktoren noch nicht zwingend den Schutz beziehungsweise das Risiko erhöht. Erst das Zusammenspiel bestimmter Faktoren, indem sie sich beispielsweise addieren oder gegenseitig aufheben, ergibt ein Schutz- oder Risikoprofil. Letztlich wird man dieses immer nur für jeden individuellen Fall, für jede individuelle Familie mit professioneller Unterstützung erstellen können.

Die folgenden Faktoren haben sich speziell in Bezug auf die Magersucht als bedeutsam für einen günstigen Verlauf erwiesen:
- ein Erkrankungsbeginn im Jugendalter (nicht Kindesalter),
- hysterische Persönlichkeitszüge,
- eine konfliktarme Eltern-Kind-Beziehung,
- ein schneller Beginn der Behandlung nach Ausbruch der Krankheit,
- ein hoher Sozial- und Bildungsstatus,
- eine erfolgreiche stationäre Behandlungsdauer.

Zu den prognostisch eher ungünstigen Faktoren zählen:
- Erbrechen
- Entwicklung einer Bulimie (Essattacken, nach denen das Gegessene gleich wieder erbrochen wird),

- ausgeprägt zwanghafte Züge,
- früher Krankheitsbeginn,
- Chronifizierung der Krankheit,
- psychische Auffälligkeit vor Ausbruch der Anorexie,
- ausgeprägte Therapieverweigerung.

Die Magersucht verläuft nicht einheitlich – das macht es so schwer, im Einzelfall eine konkrete Prognose zu geben. Und selbstverständlich muss auch und gerade dann, wenn für die Prognose eher ungünstige Faktoren vorliegen, alles dafür getan werden, dass die oder der Betroffene möglichst schnell und nachhaltig wieder gesund wird.

Kapitel 2
Woran erkennt man die Krankheit?

Die Diagnosekriterien

> *Seit zwei Jahren esse ich immer weniger, meist nur eine Banane am Tag. Menschen, die ihren Hunger nicht besiegen können, kommen mir vor wie hilflose wilde Tiere. Sie sind so roh und so unbeherrscht. Keine Ahnung, ob ich Magersucht habe oder nicht.*
> EINE BETROFFENE

$$T : \frac{105}{1,89^2} =$$

Woher weiß man, ob jemand anorektisch ist oder nicht? Ein wichtiges erstes Kriterium ist der Körpermasse-Index oder Body Mass Index (BMI). Die Weltgesundheitsorganisation (WHO) hat diesen Index in den 1980er-Jahren eingeführt; historisch ist die Methode wesentlich älter. Um den BMI zu berechnen, teilt man das Körpergewicht durch die Körpergröße im Quadrat (BMI = kg/m^2). Wiegt jemand also beispielsweise 65 Kilogramm bei einer Größe von 1,70 Meter, so ergibt sich ein BMI von 22,5.

Die WHO gibt folgende Richtlinien vor, um einzustufen, was noch normal und was bereits krankhaft ist:[1]

BMI < 14	kritischer Bereich
BMI 14,0–17,5	Anorexiegrenze
BMI 17,5–18,5	Untergewicht
BMI 18,5–25	Normalgewicht
BMI 25–30	Übergewicht
BMI 30–35	Adipositas (Fettleibigkeit) Grad I
BMI 35–40	Adipositas Grad II
BMI > 40	Adipositas Grad III

Demnach bedeutet ein BMI von 17,5 oder weniger, dass eine Magersucht vorliegt. Zum Vergleich: Für das Jahr 2009 wurde für Frauen ein durchschnittlicher BMI von 24,9 ermittelt, für Männer von 26,3.

Der BMI ist einfach zu berechnen und leicht anzuwenden. Genau das aber macht ihn zu einem unzuverlässigen Maßstab. Er ist nicht differenziert genug, um eine seriöse Aussage über das Gewicht eines Menschen machen zu können, weil er die Statur eines Menschen und die individuell verschiedene Zusammensetzung der Körpermasse aus Fett- und Muskelgewebe nicht berücksichtigt.

Was die Magersucht betrifft, ist der BMI nicht das einzige Kriterium für die Diagnose. Immerhin können in Pubertät und Adoleszenz – also in der Zeit, in der Jugendliche zu Erwachsenen heranreifen – durchaus Gewichtsschwankungen auftreten. Das bedeutet nicht immer gleich, dass eine Essstörung vorliegt, sondern kann auch auf andere Beeinträchtigungen einer normalen Entwicklung hindeuten. Um diesem Umstand Rechnung zu tragen, hat die Medizin sogenannte »Perzentilen« entwickelt. Perzentilen sind statistische Werte, die auf der Basis einer großen Menge von Daten berechnet werden: Man misst und wiegt beispielsweise die real existierende Bevölkerung – Erwachsene, Kinder und Jugendliche. Die Perzentilen geben die Größe- und Gewichtsverteilung innerhalb einer bestimmten Gruppe wieder. Die Gruppen werden beispielsweise nach Alter, Geschlecht oder kulturell-ethnischer Herkunft gebildet. Ein einzelner Mensch kann so der für ihn passenden »Referenzperzentile« zugeordnet werden. Viel genauer als mit Hilfe des BMI lässt sich so ermitteln, wo er oder sie, beispielsweise in Bezug auf Körpergröße und -gewicht, im Vergleich mit vielen anderen Menschen des gleichen Alters und Geschlechts einzuordnen ist.

Jede Perzentile wird, ausgehend von 100 Prozent, in einzelne Abschnitte unterteilt. Grundlage sind immer 100 Gleichaltrige und in unserem Fall deren Körpergewicht. So gibt es beispielsweise 10 Prozent mit dem höchsten BMI, 10 Prozent mit dem niedrigsten BMI usw. Bezogen auf Kinder und Jugendliche ergibt sich dabei folgende Verteilung:

< 10 %	Untergewicht
10–90 %	Normalgewicht
90–97 %	Übergewicht
> 97 %	Adipositas

Adipös ist ein Kind also, wenn es einen höheren BMI als 97 Prozent seiner Altersgenossen hat, untergewichtig hingegen, wenn nur drei Prozent oder weniger der Altersgenossen einen niedrigeren BMI haben. Was die Magersucht angeht, so nimmt die Deutsche Gesellschaft für Kinder-

und Jugendpsychiatrie (DGKJP) im Kindes- und Jugendalter die 10. Altersperzentile als Schwellengrenzwert für die Diagnosestellung. Das bedeutet, wenn ein Kind oder ein Jugendlicher weniger wiegt als zehn Prozent der Gleichaltrigen bei gleicher Größe, liegt eine Magersucht vor (vorausgesetzt, es sind nicht andere Erkrankungen Ursache für den Gewichtsverlust). Liegt ein anorektisches Mädchen mit seinem BMI beispielsweise auf der achten Perzentile, so bedeutet dies, dass von 100 Mädchen derselben Altersgruppe 92 einen höheren BMI als das betroffene Mädchen aufweisen und nur sieben einen geringeren BMI haben. Liegt dasselbe betroffene Mädchen mit seiner Körpergröße andererseits auf der 70. Perzentile – sind also von 100 gleichaltrigen Mädchen 69 kleiner und nur 30 größer –, wird das Ausmaß des Untergewichts durch diese starke Differenz der beiden Perzentilen besonders deutlich.

Die ersten Anzeichen

Magersüchtig wird man nicht von einem Tag zum anderen. Der Beginn der Krankheit ist schleichend, oft unauffällig. Gerade bei Jugendlichen ist es zunächst nicht weiter verwunderlich, wenn sie vermehrt Obst essen oder zu Hause Mahlzeiten ausfallen lassen, weil sie (angeblich) in der Schule schon gegessen haben oder noch bei Freunden zum Essen eingeladen sind. Heranwachsende sind kreativ, wenn es darum geht, Begründungen für ein verändertes Essverhalten zu liefern. Auch wenn diese Ausreden nahelegen, dass Eltern und Geschwister bewusst »ausgetrickst« werden, sollte man sich stets darüber im Klaren sein, dass Menschen, die an Magersucht leiden, nicht aus freiem Willen so handeln, sondern in einem Teufelskreis gefangen sind.

Es gibt eine Reihe von Fragen, die Sie stellen können, wenn Sie den Verdacht haben, dass Ihr Kind oder ein anderer Ihnen nahestehender Mensch unter Magersucht leidet. Unterziehen Sie ihn oder sie jedoch keinem Verhör, sondern versuchen Sie, im normalen Alltagsgespräch herauszufinden, ob die Veränderungen im Essverhalten zufällig und vorübergehend sind, einen konkreten Auslöser haben oder ob sie einem System folgen. Dabei können Sie folgende Fragen einfließen lassen:

- Bist du mit deiner Figur zufrieden?
- Machst du dir Gedanken, wie viel du heute schon gegessen hast?
- Gibt es Sachen, die du gar nicht mehr gern isst?
- Isst du manchmal heimlich?
- Fühlst du dich schlecht, weil du dich zu dick findest?

- Fühlst du dich besser, wenn du abgenommen hast?
- Erlaubst du dir erst, etwas zu essen, wenn du etwas getan hast – z. B. Sport getrieben, für die Schule gelernt u. ä.?
- Kannst du Sachen essen, die andere zubereitet haben und bei denen du nicht weißt, was da drin ist?
- Hast du bestimmte Hosen, mit denen du testest, ob du zugenommen hast?

Manche dieser Fragen können Sie vielleicht beim Lesen schon spontan mit Ja beantworten. Sehen und hören Sie genau hin: Möchte Ihre Tochter oder Ihr Sohn, Ihre Schwester, Freundin oder Kollegin bewusst abnehmen? Vermerkt er oder sie triumphierend, wenn das Gewicht wieder geringer geworden ist und hat große Angst davor, eventuell wieder zuzunehmen? Oder wird darüber gar nicht gesprochen, obwohl Sie den Eindruck haben, dass sie/er immer dünner wird? Gibt sie oder er ein Wunschgewicht an, das erreicht werden soll, und ist dieses Gewicht realistisch? Kreist in Ihren Gesprächen alles nur noch um dieses Wunschgewicht?

Finden Sie im Zimmer Ihres Kindes, in der Schreibtischschublade der Kollegin Vorräte an bestimmten Lebensmitteln, die offensichtlich gehortet werden? Besonders beliebt sind Süßigkeiten, z. B. Schokolade oder Schokoriegel, also hochkalorische »verbotene« Speisen, die von Magersüchtigen gemieden werden, nach denen aber ein großes Verlangen besteht. Die gedankliche Beschäftigung mit diesen Lebensmitteln, das Anschauen, Sortieren und Einkaufen befriedigt dabei bereits die Sehnsucht nach ihnen. Menschen, die unter Magersucht leiden, können sich lange in Lebensmittelmärkten aufhalten und sich damit beschäftigen, was sie einkaufen könnten – um schließlich mit einer Salatgurke den Laden wieder zu verlassen.

Einzelne Betroffene nehmen schon im Frühstadium der Krankheit Medikamente ein, die eine Gewichtsreduktion herbeiführen sollen, wie etwa Schilddrüsenhormone, Abführmittel oder Appetitzügler. Bei der Mehrzahl der Erkrankten kommt es dazu jedoch erst in einem späteren Stadium der Magersucht.

Wenn die Krankheit fortschreitet

Ich esse nur noch nachts, von abends acht bis morgens um sechs. Was ich dann esse? 100 Gramm Haferflocken und acht Nüsse.

EINE BETROFFENE

Bei einer fortgeschrittenen Anorexie haben die Betroffenen Verhaltensmuster entwickelt, die sich deutlich von einem normalen Essverhalten unterscheiden. Oft ist dies der Zeitpunkt, zu dem Angehörige oder Kollegen, Freunde oder Lehrer bemerken, dass etwas definitiv nicht stimmt.

Menschen, die an Magersucht erkrankt sind, vermeiden die Hauptmahlzeiten, besonders dann, wenn es sich um warmes Essen handelt. Wenn sie sich überhaupt am Tisch einfinden, essen sie auffallend langsam – häufig wird das Essen viele Male auf dem Teller hin und her geschoben oder in immer kleinere Bissen unterteilt, regelrecht zerbröselt. Rituale gewinnen beim Essen eine immer größere Bedeutung: Es wird immer das Gleiche in stets gleicher Menge gegessen, beispielsweise morgens ein Toast mit Honig. Abweichungen von diesem Plan sind nicht möglich und werden mit Händen und Füßen abgewehrt.

Die Betroffenen entwickeln eine Vorliebe für »gesunde«, kalorienarme Nahrungsmittel – beispielsweise Obst und rohes Gemüse –; Kalorienreiches wie Eis, Schokolade, Kuchen wird konsequent gemieden. Vielfach werden magersüchtige Menschen zu Vegetariern – oft in der strengen Variante des Lacto- oder Ovolactovegetarismus. Ersterer verbietet den Verzehr von Milchprodukten, Letzterer auch den von Eiern und eihaltigen Lebensmitteln. Auf diese Weise kann der Verzicht auf eine ganze Reihe von Nahrungsmitteln bei entsprechenden Nachfragen einfach und ohne große Ausflüchte erklärt werden.

Weil alle Gedanken um das Essen kreisen, suchen Magersüchtige nach Ersatzhandlungen, die mit Essen zu tun haben, aber eben nicht mit Nahrungsaufnahme verbunden sind. So lesen viele Erkrankte gern und oft in Kochbüchern oder kochen und backen für andere, freilich ohne das Zubereitete dann selbst probieren zu wollen: Der Hunger wird dadurch kompensiert, dass man andere mit Nahrung versorgt.

Eine fortgeschrittene Magersucht geht oft mit sozialem Rückzug einher. Die Betroffenen vermeiden nicht nur gemeinsame Mahlzeiten, sondern auch andere soziale Aktivitäten. Jugendliche verhalten sich gleichaltrigen Freunden gegenüber nicht mehr altersgerecht. Sie sind sehr vernünftig und brav, gehen nicht auf Partys, konsumieren keinen Alkohol. Häufig ist bei ihnen alles, was Spaß macht, regelrecht verpönt.

Charakteristisch ist auch die strenge Leistungsorientierung der Betroffenen: Es wird ständig für die Schule oder das Studium gelernt; ein Zurückbleiben hinter den eigenen überhöhten Erwartungen wird als Katastrophe erlebt und die Leistungsbemühungen werden daraufhin noch intensiviert.

Ähnlich sieht es beim Sport aus. Eigentlich freuen Väter und Mütter sich in unserer bewegungsarmen Zeit, wenn die eigenen Kinder, insbesondere in der Pubertät, Sport treiben. Regelmäßige Bewegung ist schließlich von zentraler Bedeutung für nachhaltige Gesundheit. Nimmt die Liebe zum Sport bei der Tochter allerdings allzu intensive Züge an, ist Vorsicht geboten. Da magersüchtige Mädchen und Frauen panische Angst vor einer Gewichtszunahme haben und kontinuierlich daran interessiert sind, möglichst viele Kalorien zu verbrauchen, betreiben sie oft und gerne Ausdauersport – im Fitnessstudio, in Form von Jogging und/oder Gymnastik oder zu Hause auf dem Hometrainer oder Trampolin. Häufig entwickelt sich daraus im Laufe einer manifesten Anorexie ein nahezu unstillbarer Bewegungsdrang, der als Zwang erlebt wird: Waren die Betroffenen nach eigenem Empfinden körperlich nicht aktiv genug, entwickeln sie einen ausgeprägten Selbsthass, der mit Bestrafungsfantasien einhergeht, z.B. weil man eine Klassenarbeit »verhauen« hat, weil man vermeintlich »faul« und »träge« geworden ist. Die sportliche Leistung des Vortags muss nach Möglichkeit übertroffen, zumindest aber wiederholt werden. Eine mögliche Erklärung für dieses Verhalten liefert das Hormon Leptin. Leptin ist ein sogenannter »Botenstoff«, der Sättigung signalisiert. Ein hoher Leptinspiegel zeigt dem Körpersystem, dass keine bzw. nur eine verminderte Nahrungsaufnahme vonnöten ist. In Tierversuchen wurde festgestellt, dass bei Hunger der Bewegungsdrang extrem zunimmt. Zumindest im Tiermodell wäre damit eine Erklärung für den exzessiven Bewegungsdrang bei Essstörungen möglich. Injizierte man den Versuchstieren Leptin, nahm der Bewegungsdrang ab.

Wenn die Tochter, der Sohn kontinuierlich abnimmt und gleichzeitig sehr viel Sport treibt, sollten Eltern aufmerksam werden. Natürlich gibt es in diesem Bereich eine Menge individueller Vorlieben und keine absoluten Normen. Dennoch sollten Eltern sich im Zweifelsfall nicht scheuen, professionellen Rat zu suchen und gemeinsam mit den Fachleuten einzuschätzen, ob das Verhalten ihres Kindes noch als normal einzuordnen ist.

Im Verlauf der Krankheit nehmen Form und Gewicht des Körpers im Denken immer mehr Raum ein. Die Waage regiert: Man überprüft sein

Gewicht mehrere Male am Tag. Zeigt die Waage eine Gewichtszunahme, stürzt die Stimmung ab ... bis man wieder weniger wiegt. Das Fixiert-sein aufs Abnehmen kann so weit gehen, dass Frauen und Mädchen sich nicht einmal mehr mit Körperöl einreiben möchten, weil sie befürchten, dass das Öl dem Körper über die Haut zugeführt werden und ein Mehr auf der Waage verursachen könnte. Auch das Schlafen schränken viele Betroffene deutlich ein – schließlich werden dabei kaum Kalorien verbraucht.

Was Außenstehende bizarr und erschreckend finden, erscheint magersüchtigen Menschen unter Umständen normal, ja positiv. Wenn keine Einsicht in die eigene Erkrankung gegeben ist, wird das zwanghafte Hungern als »überlegenes Handeln« empfunden. Wer normal isst, ist schwach und unbeherrscht – gleichzeitig brauchen Magersüchtige die Gesunden um sich herum, um sich von ihnen abheben zu können.

Dreh- und Angelpunkt: die Gewichtsabnahme

Die Gewichtsabnahme kann bei der Magersucht schnell oder auch langsam und unauffällig verlaufen. Bei den meisten Betroffenen steht am Anfang eine Diät bzw. der Wunsch, ein paar Kilo abzunehmen. Irgendwann verselbstständigt sich dieser Wunsch dann. Mit einigen wenigen Kilo ist es nicht mehr getan; vielmehr kommt eine immense Angst auf, gleich wieder zuzunehmen – schließlich hat jeder schon einmal von dem berüchtigten »Jo-Jo-Effekt« gehört, bei dem man nach erfolgreich abgeschlossener Diät alsbald umso mehr Kilos wieder »drauf« hat. Da ist es doch besser, gleich noch ein, zwei Kilo mehr abzunehmen, um eine »Pufferzone« zu haben. Leider reicht dieser Puffer, kaum erreicht, dann nicht mehr aus und man verschafft sich noch mehr Luft nach oben: die Abwärtsspirale der Magersucht ist in Gang gesetzt. Das tägliche Wiegen ist begleitet von intensiven Gefühlen der Freude, ja Euphorie oder des Entsetzens, der Scham und Demütigung, wenn man entgegen aller Bemühungen doch einmal zugenommen hat. Der Selbstwert hängt vom Körpergewicht ab.

Besonders gefährlich ist es, wenn in kurzer Zeit sehr viel abgenommen wird. Dann kann der Körper sich nicht an die Gewichtsabnahme anpassen – lebensgefährliche Störungen sind die Folge (mehr dazu finden Sie im übernächsten Abschnitt dieses Kapitels). Zwar ist dies bei einer langsamen Gewichtsabnahme auch so, doch dabei »gewöhnt« sich der Körper in gewisser Hinsicht an den Mangelzustand und schaltet auf den Hungerstoffwechsel um, bei dem man mit sehr wenig Nahrung auskommt. Der gesamte Organismus läuft dabei auf Sparflamme, die Energiereserven – zunächst die Fettreserven, später dann aber auch die Muskelmasse – werden nach und nach aufgebraucht, der Körper verliert mehr und mehr von seiner Kraft.

Heißhunger

An Magersucht erkrankte Menschen erleben ihr Hungergefühl häufig als Erniedrigung. Warum nur, so fragen sie sich, lässt sich die Gier nicht ein für alle Mal abtöten, sondern kommt immer wieder? Häufig kommt es bei Magersüchtigen zu einem immensen Heißhunger auf »verbotene« Lebensmittel (z. B. Süßigkeiten, Eis oder andere kalorienreiche Speisen), die vor Beginn der Krankheit ihre Lieblingsspeisen waren. Diesen »Heißhunger« gilt es aus ihrer Sicht mental zu besiegen. Mit jedem Sieg steigt zunächst das Hochgefühl – allerdings nur bis zum nächsten Hungeranfall. Manchmal geben die Betroffenen ihren Heißhungeranfällen auch nach – oft heimlich. Aus Angst vor der befürchteten Gewichtszunahme wird das Essen dann häufig wieder erbrochen. Damit beginnt eine Spirale aus Hungern, Heißhungerattacken und Hochgefühlen einerseits oder tiefer Beschämung und Selbsthass andererseits. Die Betroffenen geraten immer tiefer in den Teufelskreis der Essstörung.

Wichtig ist, dass nicht jede Anorexie sofort zur Bulimie wird, wenn die Betroffenen Heißhungerattacken haben, die bisweilen auch von Erbrechen gefolgt sind. Die Übergänge zwischen einer Anorexie und einer Bulimie sind jedoch fließend. Bei Magersüchtigen ist das Erbrechen besonders gefährlich, da im Körper durch das Untergewicht ja bereits ein Mangel besteht. Das Erbrechen bewirkt eine zusätzliche körperliche Schwächung und einen Verlust von Mineralien, der gefährliche Herzrhythmusstörungen auslösen kann. Die Heilungsaussichten sind bei einer Magersucht mit Erbrechen – der sogenannten »Anorexie vom Purging-Typ« – als ungünstiger einzuschätzen. Das Essen ist bei dieser Variante der Krankheit noch stärker angstbesetzt – zu essen und anschließend nicht zu erbrechen, ist für die Betroffenen kaum noch vorstellbar.

Eine Magersucht, bei der die Betroffenen nicht erbrechen, wird fachsprachlich als »Anorexie vom restriktiven Typ« bezeichnet. Die Bulimie (Bulimia nervosa) unterscheidet sich von der Anorexie dadurch, dass die Betroffenen nicht unter- sondern normalgewichtig sind. Eine Bulimie erfordert andere Maßnahmen der Behandlung als die Anorexie.

Ausgemergelt – und dennoch vermeintlich viel zu dick: die Körperschemastörung

Alle sagen, ich bin dünn. Sie sagen, sie sehen es an meinen Knochen. Ich sehe nichts. Ich kann nicht sagen, dass ich mich dick fühle, fühle mich aber auch nicht dünn. Fühle gar nichts. Alle sagen, ich will sterben, ich will aber nicht sterben. Wenn ich wollen könnte, wäre ich froh.

EINE BETROFFENE

Die sogenannte »Körperschemastörung« ist bei der Diagnose einer Magersucht eines der wichtigsten Kriterien. Der Begriff beschreibt das Phänomen, dass Magersüchtige ihren Körper viel dicker wahrnehmen, als er tatsächlich ist. Die Wahrnehmung ist stark verzerrt. Betroffene sehen schwabbelige Oberschenkel, überquellende Wülste von Bauchfett und fühlen sich wie Walrösser. In Wirklichkeit ist ihr Körper ausgemergelt und ohne ein Gramm Fett.

Die tiefe Kluft zwischen Selbst- und Fremdwahrnehmung ist eine der Ursachen dafür, dass zahlreiche Magersüchtige sich ihrer Krankheit nicht bewusst sind. Wo andere vor ihrer Ausgezehrtheit erschrecken, leiden sie immens unter ihrer vermeintlichen Fettleibigkeit – erst recht, wenn die Waage eine Gewichtszunahme anzeigt. Der Ekel vor sich selbst wiederum mutet für Außenstehende fast schon paranoid an. Entsprechend schwer tun sie sich damit, eine Magersüchtige, die angesichts einer Gewichtszunahme von 100 Gramm in eine Krise verfällt, ernst zu nehmen. Genau das allerdings ist dringend erforderlich, nicht zuletzt, weil der extreme Leidensdruck teilweise auch mit Suizidgedanken einhergehen kann.

Was die Ursachen der Körperschemastörung sind, weiß man noch nicht. Die Wissenschaft diskutiert Veränderungen im Gehirnstoffwechsel sowie genetische und soziokulturelle Faktoren. Derzeit gibt es jedoch noch keine stichhaltig beweisbare Theorie hierzu.

Bei der Behandlung der Körperschemastörung hat es sich vielfach als erfolgreich erwiesen, die Betroffenen durch Videoaufnahmen oder den Blick auf ihr Spiegelbild mit ihrem tatsächlichen Aussehen zu konfrontieren, so dass ein Prozess der inneren Auseinandersetzung damit in Gang kommt. Bei vielen Magersüchtigen bildet sich die Körperschemastörung im Verlauf der Therapie allmählich zurück. Selbst- und Fremdbild des Körpers nähern sich einander wieder an. Dann sehen die PatientInnen sich gegen Ende der Behandlung, nachdem sie zugenommen haben, als realitisch dünn an – ein positives Vorzeichen für die Zukunft.

Mehr als nur mager: Äußere Kennzeichen und körperliche Konsequenzen der Krankheit

> *Gefangen*
> *im eigenen Käfig,*
> *weil das Herz zu schwach ist.*
>
> *Abhängig*
> *von der Hilfe anderer,*
> *weil das Herz zu schwach ist.*
>
> *Gegründet*
> *die Freundschaft mit anderen,*
> *weil das Herz zu schwach ist.*
>
> *Getroffen*
> *die Entscheidung fürs Leben,*
> *weil das Herz zu schwach war.*
>
> GEDICHT EINES MAGERSÜCHTIGEN MÄDCHENS, DAS NACH
> EINEM HERZBEUTELERGUSS ZEITWEISE IM ROLLSTUHL SIT-
> ZEN MUSSTE

Wer an Magersucht leidet, ist nicht nur extrem dünn. Es gibt eine Reihe weiterer Kennzeichen, die auf die Krankheit hinweisen. So ist die Haut der Betroffenen trocken und schuppig, oft auch bläulich-weiß verfärbt, so dass sie an Marmor erinnert. An den Unterarmen, am Rücken, mitunter auch an den Wangen bildet sich ein feiner, weißer Flaum, ähnlich dem Babyflaum, die sogenannte »Lanugobehaarung«. Die Kopfhaare wiederum fallen vermehrt aus.

Viele Betroffene haben Bissmerkmale an Fingern und Händen sowie am Handrücken, die darauf hinweisen, dass die PatientInnen erbrechen. Aufgrund der extremen Abmagerung können sich über dem Steißbein Druckstellen bilden, die bis hin zu tiefen Gewebeschädigungen (Dekubitus) führen können. Besonders bei Kälte verfärben sich Finger, Zehen, Nase und Ohren bläulich – man spricht dann von »Akrozyanose«. Dekubitus und Akrozyanose lassen sich mit bewährten Mitteln behandeln –

Wärme für die kalten Hände und Füße und eine weiche Unterlage gegen die Druckstellen. Bei einer Gewichtszunahme und nach Überwindung der Krankheit bilden diese Symptome sich wieder zurück.

Leider führt Magersucht auch zu anderen, schwerwiegenderen körperlichen Beeinträchtigungen, die man äußerlich nicht ohne Weiteres oder erst nach einer gewissen Zeit erkennt.

Bei Mädchen und Jungen, die vor Beginn der Pubertät erkranken, kann das Wachstum – im Extremfall dauerhaft – gehemmt sein. Auch die Pubertätsentwicklung setzt verzögert ein.

Durch das Hungern kommt es zu einer Verkleinerung des Gehirns (Hirnatrophie), die sich bei einer Gewichtszunahme in der Regel wieder zurückbildet. Das Herz schlägt langsamer (Bradykardie), was gefährlich werden kann, insbesondere im Schlaf, wenn sich der Puls nochmals verlangsamt. Im Elektrokardiogramm (EKG) ist die veränderte elektrische Aktivität des Herzens gut erkennbar.

Zu den gefährlichen Folgen der Krankheit gehört auch, dass sich im Herzbeutel Wasser ansammeln kann – Fachleute sprechen von einem »Perikarderguss« oder »Herzbeutelerguss«. Die Wasseransammlung behindert die Beweglichkeit des Herzens. Das Herz kann nicht mehr richtig funktionieren – jede Anstrengung wird damit zur Lebensgefahr. Auch in den Beinen kann es zu Wasseransammlungen kommen, so dass sich Ödeme bilden. Häufig klagen Betroffene auch über Sensibilitätsstörungen in den Beinen, etwa Taubheitsgefühle oder brennende Schmerzen im Stehen, aber auch im Liegen. Dies hängt mit dem ausgeprägten Vitaminmangel zusammen und natürlich auch mit der extremen Spannung der Haut, die durch die Ödeme entsteht.

Bei einer Magersucht verändert sich auch die Zusammensetzung des Blutes. Wenn die Betroffenen sich beispielsweise häufig erbrechen und/oder Abführmittel einnehmen, verändert sich der Gehalt der Salze im Blut. Es kommt zu sogenannten »Elektrolytstörungen«, die schlimmstenfalls bis zum plötzlichen Herztod führen können. Charakteristisch ist auch eine Verminderung der weißen Blutkörperchen, die im Körper als »Immunpolizei« fungieren. Sind sie reduziert, steigt das Infektrisiko. Eine Erhöhung der Cholesterinwerte birgt die Gefahr einer Beeinträchtigung von Blutgefäßen; erhöhte Leberwerte zeigen Veränderungen in der Leber an. Die Abnahme der Eiweiße im Blut (Albumine)begünstigt die Entstehung von Ödemen, da das Eiweiß Wasser im Körper bindet. Dieses Wasser sammelt sich dann an der untersten Stelle im Körper und im Herzbeutel an. Bei Flüssigkeitsmangel können die Nieren ihre Entgiftungsfunktion nicht mehr vollständig wahrnehmen. Im Blutbild zeigt sich dies in einer Erhöhung des Kreatininwertes.

Wenn die Betroffenen unter zwanghaftem Bewegungsdrang leiden, zeigt sich dies in einer Erhöhung bestimmter Enzymwerte im Blut. Auf diese Weise kann der Bewegungsdrang nachgewiesen werden, auch wenn die Betroffenen selbst von sich sagen, dass sie sich kaum bewegen. Ebenso typisch sind ein Phosphat- und Magnesiummangel. Phosphat und Magnesium sind wichtig für die Funktion der Enzyme im Körper, die wiederum eine bedeutende Rolle bei allen Stoffwechselprozessen spielen.

Bei häufigem Erbrechen wird die Speiseröhre in Mitleidenschaft gezogen – Fachleute sprechen von einer »Erosion« der Speiseröhre, die sehr schmerzhaft ist und zu Blutverlusten führen kann.

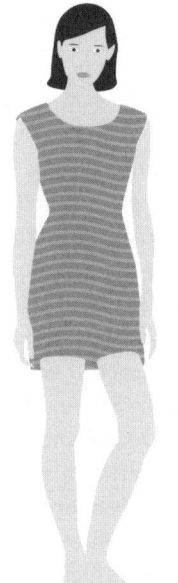

Abnahme der Gehirnsubstanz

Bewegungsdrang

Müdigkeit

Depressive Verstimmungen

verlangsamte Atmung

Abnahme der Knochendichte

bläulich, marmorierte Hautverfärbung

Muskelschwäche

Haarausfall

niedriger Blutdruck

niedrige Herzfrequenz

Herzrhytmusstörungen

abgesenkte Körpertemperatur

Verstopfung

Ausbleiben der Regel

kalte Finger

kalte Füße

Abb. 1: Folgeerkrankungen[2]

Macht Magersucht unfruchtbar?

Bei magersüchtigen Mädchen und Frauen kann die Menstruation ausbleiben. Tut sie dies über mindestens drei aufeinander folgende Zyklen, spricht man von einer Amenorrhö. Eine »primäre Amenorrhö« liegt vor, wenn die Regel erst gar nicht einsetzt, eine »sekundäre Amenorrhö«, wenn die Blutung schon da war, nun aber ausbleibt. Für die Früherkennung der Krankheit spielt das Ausbleiben der Regel eine wichtige Rolle, denn gerade junge Mädchen, die noch nicht lange menstruieren, gehen häufig als Erstes zum Frauenarzt, wenn die Blutung nicht mehr kommt. GynäkologInnen haben somit eine wichtige Position bei der Früherkennung und sollten gerade bei diesen Patientinnen also genau hinhören und nachfragen.

Das Ausbleiben der Menstruation ist durch den Hungerstoffwechsel bedingt, also dadurch, dass der Körper auf »Sparflamme« schaltet. Die Regelblutung ist dann gewissermaßen ein »Luxus«, auf den der Körper angesichts des Hungers verzichten kann. Bleibt die Regel aber über einen längeren Zeitraum aus, kann dies langfristig dazu führen, dass die Eireifung nicht mehr richtig funktioniert und die betreffende Frau dauerhaft unfruchtbar wird. Jungen Mädchen mag dieser langfristige Effekt der Krankheit nicht wichtig erscheinen, weil eine Schwangerschaft ohnehin unerwünscht ist. Gerade Mädchen und junge Frauen, die über längere Zeit an Magersucht leiden, machen sich jedoch häufig – und zu Recht – Sorgen darüber, ob ein späterer Kinderwunsch noch Wirklichkeit werden kann.

In den meisten Fällen ist eine Schwangerschaft möglich, wenn eine Frau wieder an Gewicht zunimmt und zu einem normalen Essverhalten zurückkehrt. Häufig dauert es jedoch einige Monate, bis sich der hormonelle Zyklus wieder normalisiert hat und die Fruchtbarkeit wieder einsetzt.

Bei etwa 15 bis 30 Prozent der Betroffenen tritt die Regelblutung nicht wieder ein – dies ist meist dann der Fall, wenn trotz einer Normalisierung des Gewichts das Essverhalten abnorm bleibt oder die Essstörung über einen sehr langen Zeitraum bestand.

Manche FrauenärztInnen verschreiben die Antibabypille, wenn die Regel länger ausbleibt. Dies soll vor allem einer Verringerung der Knochendichte (Osteoporose) vorbeugen. Unter der Pille (= Hormonzufuhr) kommt es dann zu einem künstlich wiederhergestellten »Zyklus«. Die erfolgreiche Behandlung einer Magersucht wird durch diese Maßnahme jedoch eher gefährdet: Der scheinbar normale Zyklus fördert bei den Frauen und Mädchen die Verleugnung der Krankheit. Wenn die Regel wiederkommt, ist es für viele von ihnen deutlich schwerer, sich einzugestehen, dass sie an einer gefährlichen Krankheit leiden.

Während ein Mädchen oder eine Frau akut an Magersucht leidet, tritt nur sehr selten eine Schwangerschaft ein. Wenn wieder normal gegessen wird, ist es jedoch – zumindest theoretisch – schon beim ersten normalen Zyklus, in dem ein Eisprung stattfindet, möglich, schwanger zu werden. Magersüchtige erleben das Schwanger-Sein sehr unterschiedlich. Viele machen die Erfahrung, dass die Symptome der Krankheit zurückgehen: Die Schwangerschaft »erlaubt« ihnen zu essen, da die Versorgung des Kindes ansonsten gefährdet wäre.

Andere erleben die schwangerschaftsbedingte Gewichtszunahme als so bedrohlich, dass es zu einem Rückfall in ein gestörtes Essverhalten kommt. Vor allem wenn die Körperschemastörung während der Schwangerschaft noch besteht, haben die Betroffenen große Probleme mit dem wachsenden Babybauch. Der Leidensdruck ist erheblich – zum Schutz des Babys ist es dann oft erforderlich, die werdende Mutter in eine Klinik einzuweisen: Unzureichende Gewichtszunahme der Mutter führt dazu, dass das ungeborene Kind nicht wachsen kann. Es besteht ein erhöhtes Risiko für Frühgeburten bzw. die Gefahr, das Kind zu verlieren. Wenn eine Magersüchtige ihre Schwangerschaft als bedrohlich erlebt, besteht später auch die Gefahr, dass es Stillprobleme gibt, dass der Säugling nicht richtig trinkt und später als Kind ein belastetes Verhältnis zum Essen entwickelt.

Wenn die Magersucht jedoch erfolgreich behandelt werden kann, ist eine Schwangerschaft in der Regel unkompliziert. Die Entwicklung des Babys ist dann nicht beeinträchtigt und auch die Geburten laufen nicht anders ab als bei nicht essgestörten Frauen.

Keine Lust auf Lust? Magersucht und Sexualität

Sex ist unrein. Ich finde es schon widerlich, wenn ich nur daran denke.
EINE BETROFFENE

Langandauerndes Fasten und die damit einhergehende immer stärkere Abmagerung führen dazu, dass sich die körperlichen Geschlechtsmerkmale teilweise zurückbilden. Bei Frauen wird der Busen kleiner und die Fettpolster an den Hüften werden weniger – die weibliche Silhouette geht verloren. Beim Mann wird ein analoger Effekt durch den Abbau von Muskelmasse hervorgerufen. Damit verlieren Magersüchtige ein Stück weit ihre sexuelle Anziehungskraft. Einen Partner, eine Partnerin zu finden, kann dadurch erschwert sein.

Hinzu kommt, dass Magersüchtige im Allgemeinen ohnehin dazu

neigen, sich aus dem sozialen Leben zurückzuziehen. Ihr vermeintliches Dicksein macht ihnen zu schaffen und lässt sie zumindest engere soziale Kontakte meist vermeiden.

Magersucht tritt in der Mehrzahl der Fälle bei jungen Menschen auf, deren geschlechtliche Reifung noch nicht abgeschlossen ist. Die Auseinandersetzung mit der eigenen Sexualität hat also sehr oft noch nicht stattgefunden. Langanhaltendes Hungern verlangsamt die Entwicklung (man spricht von einer »Retardierung«) – dies zeigt sich in einem körperlichen Erscheinungsbild, das nicht dem Alter entspricht, sowie im hormonellen Status. Bei Mädchen tritt die Regelblutung oft nicht altersgerecht ein oder bleibt sogar ganz aus. Das sexuelle Verlangen, die Libido, ist gering bis gar nicht vorhanden. Der soziale Rückzug der Betroffenen verhindert zudem, dass sie mit Vertretern des anderen Geschlechts altersgerecht umgehen lernen.

Weil junge anorektische Mädchen aber oft sehr sensibel und feinsinnig sind, sehnen sie sich nach Nähe, Zärtlichkeit und Geborgenheit. Aber auch das ist nicht unproblematisch. Berührungen können als Kontrollversuche zur Begutachtung des Körpers wahrgenommen werden. Weil magersüchtige Mädchen und Frauen ihren Körper ablehnen, gehen sie davon aus, dass er auch einem anderen Menschen nicht gefallen kann. Ganz bestimmt, so meinen sie, wird er die Oberschenkel zu dick finden und den Bauch nicht flach genug. Folgerichtig möchten magersüchtige Mädchen und Frauen nicht, dass ihr Partner sie nackt sieht – weniger, weil sie ihren Körper zu dünn finden, denn das tun sie ja häufig gar nicht, sondern weil sie ihn als unvollkommen empfinden.

In einer bereits bestehenden Beziehung kann die Sexualität manchmal die Distanz zwischen den Partnern verschlimmern, die die Krankheit mit sich bringt (mehr dazu im nächsten Abschnitt).

Schwierige Zeiten für die Liebe: Magersucht und Partnerschaft

Wie jede andere schwerwiegende Krankheit kann auch die Magersucht für die Betroffenen eine Beschämung bedeuten. Das Schamgefühl macht vor der Partnerschaft nicht halt – im Gegenteil: Es kann gegenüber dem geliebten Menschen besonders intensiv empfunden werden. Magersüchtige schämen sich jedoch nicht wegen ihres zu dünnen Körpers, sondern weil sie diesen Körper als nicht dünn genug empfinden. Dieser für Außenstehende verquer anmutende Zusammenhang gibt einen Eindruck vom komplexen Krankheitsgeschehen der Magersucht. Von Seiten des gesunden Partners braucht es viel Einsicht in diese Zusammenhänge, viel Verständnis – und das Vermögen, das Nicht-Essen der Partnerin nicht auf sich zu beziehen. Eine offensive Konfrontation (»Du bist eben krank!«) ruft meist nur trotzigen Widerstand hervor – es wurde bereits mehrfach angesprochen, dass Magersüchtige nur bedingt begreifen, dass sie krank sind.

Magersucht hat vielfach mit einem Kampf um Autonomie und Eigenständigkeit zu tun. Fühlen Magersüchtige sich durch offensive Nachfragen des Partners in ihrer Selbstbestimmung angegriffen, so besteht die Gefahr, dass sie sich zurückziehen, um ihre Krankheit heimlich weiterzuleben. Das schränkt den – ohnehin schon beeinträchtigten – Spielraum für gemeinsame Unternehmungen weiter ein. Magersüchtige planen und strukturieren ihren Tag – und insbesondere die wenigen Mahlzeiten – sehr genau. Spontane Treffen mit Freunden oder gemeinsames Essen sind meist nicht möglich. Abgesehen davon bringen Kontrollversuche ein gegenseitiges Misstrauen (»Hungert sie schon wieder?« – »Kontrolliert er schon wieder, wie viel ich gegessen habe?«) in die Beziehung, das später u. U. nur schwer wieder überwunden werden kann.

Menschen, die an Magersucht leiden, sind beziehungsunsicher. Einerseits streben sie völlige Unabhängigkeit und Autonomie an, was als Schutzreaktion zu verstehen ist: Sie möchten unangreifbar sein. Andererseits gibt es auch die Angst, verlassen zu werden. Die Krankheit wird dann möglicherweise instrumentalisiert, um das zu verhindern: Einen Menschen, der so krank und schwach ist, kann man doch nicht einfach sitzenlassen. Damit ist ein Teufelskreis in Gang gesetzt, der, wenn er nicht rechtzeitig erkannt wird, nur schwer wieder aufzulösen ist. Vor dem Hintergrund der geschilderten Ambivalenz von Autonomiewünschen und Unsicherheit versteht es sich fast von selbst, dass »Liebesentzug« von Seiten des gesunden Partners als Druckmittel zur Veränderung des Essverhaltens unbedingt zu vermeiden ist.

Wenn eine erwachsene Frau in einer bestehenden festen Beziehung an Magersucht erkrankt, hat die Krankheit ihre Ursachen möglicherweise auch in der Beziehung selbst. Auch in diesen Fällen haben Paare es schwer, allein einen Weg aus den Mechanismen zu finden, die die Krankheit mitverursacht haben und aufrechterhalten. Für den gesunden Partner kann es schwer sein, Zugang zum eigenen Anteil an der Magersucht der Partnerin zu finden. Auch im Sinne der Paarbeziehung ist es darum wichtig, sich frühzeitig qualifizierte Hilfe zu holen. In der therapeutischen Begleitung können Paare lernen, das wertzuschätzen und auszubauen, was ihre Beziehung auch in der Krankheit tragfähig macht, und das zu verändern, was sie belastet.

Wie ordnet man so viele Symptome richtig ein? Diagnosesysteme

Für eine zuverlässige Diagnose ist es wichtig, auf die *typischen* Kennzeichen der Anorexie zu achten, etwa das Vorhandensein – neben der Gewichtsabnahme – einer Körperschemastörung. Gewichtsabnahme allein reicht also als Kriterium nicht aus, denn sie kann Symptom auch für andere Erkrankungen sein, beispielsweise eine Überfunktion der Schilddrüse oder in seltenen Fällen eine Tumorerkrankung. Bis man sich ganz sicher ist, sollten also immer auch mögliche andere Erkrankungen in Erwägung gezogen werden.

Gelangt eine Ärztin oder ein Psychologe zu der Diagnose »Magersucht«, ist wichtig, festzustellen, ob es sich um eine typische oder eine sogenannte »atypische« Anorexie handelt. Bei der typischen Magersucht sind die Betroffenen vollkommen auf ihr Körpergewicht und ihre Figur fixiert und haben panische Angst vor einer Gewichtszunahme. Bei der »atypischen Anorexie« hungern die Betroffenen gewissermaßen »nebenbei«; der Verzicht auf Nahrung geschieht nicht bewusst. Die betroffenen Menschen können im Unterschied zu Magersüchtigen immer glaubhaft erklären, dass es nicht ihr Ziel ist, abzunehmen, sondern dass sie trotz größtem Bemühen nicht essen können. Die Gewichtsabnahme nach schweren Schicksalsschlägen als Begleiterscheinung einer depressiven Phase ist ein typisches Beispiel. Folgerichtig sind bei den Betroffenen neben der Gewichtsabnahme auch noch andere Symptome einer Depression oder Traumatisierung deutlich erkennbar. Wenn diese Beeinträchtigungen sich zurückbilden, können die Betroffenen nach und nach auch wieder normal essen.

Etwas knifflig kann die Unterscheidung bei einer längerfristigen oder chronifizierten Magersucht werden. Denn dann kann es natürlich auch vorkommen, dass die PatientInnen erklären, dass sie nicht essen können, obwohl sie eigentlich wollen. Hier wird man den Unterschied jedoch eindeutig in der Anamnese, das heißt in der Krankheitsgeschichte herausfinden können.

Atypische Anorexien unterscheiden sich von der Anorexia nervosa auch dadurch, dass sie nicht so geschlechtsgebunden sind, d. h., dass Männer davon ebenso betroffen sein können wie Frauen.

Zur Einordnung der Symptome einer Magersucht verwenden Ärzte und Psychologen bestimmte Klassifizierungssysteme. Das ICD-10 (International Statistical Classification of Diseases and Related Health Problems) wird von der WHO herausgegeben und international angewendet. Die dort angegebenen Kriterien zur Diagnose von Krankheiten sind so gestaltet, dass sie auf verschiedene Kulturen passen. Das DSM-IV (Diagnostic and Statistic Manual of Mental Disorders) ist ein ursprünglich amerikanisches, also nationales Klassifikationssystem, das seit 1996 auch auf Deutsch erscheint (Diagnostisches und statistisches Handbuch psychischer Störungen). Weil es nicht den Anspruch hat, in verschiedenen Kulturen gleichermaßen anwendbar zu sein, sind die dort aufgeführten Diagnosekriterien mitunter spezifischer und genauer als die des ICD-10. Darum wird das DSM-IV häufig als Ergänzung des ICD-10 herangezogen. In Deutschland verschlüsseln Ärzte ihre Diagnosen jedoch im Allgemeinen nach dem ICD.

Dort findet sich die Anorexie in Kapitel F50ff. Sie ist den »psychischen Krankheiten und Verhaltensstörungen« zugeordnet. Den Wortlaut können Sie im Anhang dieses Buches nachlesen.

Kapitel 3
Und was ist »normal«?

Die »normale« körperliche Entwicklung

»Die« normale körperliche Entwicklung gibt es nicht. Entwicklung verläuft nicht einheitlich; sie hat etwas zu tun mit der genetischen Ausstattung, die ein Kind mitbringt, und den Umweltbedingungen, unter denen es aufwächst. Dabei gibt es eine ganze Bandbreite von Möglichkeiten dessen, was als »normal« angesehen werden kann. Es gibt kein Entwicklungsmerkmal, das bei allen Kindern gleich ausgeprägt ist.

Wie findet man heraus, ob sich ein bestimmtes Kennzeichen noch innerhalb der normalen Bandbreite befindet oder nicht? In Kapitel 2 wurden bereits die Perzentilen beschrieben. Sie ermöglichen im Hinblick auf ein bestimmtes Merkmal den Vergleich eines Kindes oder Jugendlichen mit den Werten zahlreicher anderer Kinder und Jugendlichen desselben Alters und Geschlechts. Sogenannte »Perzentilenkurven« beschreiben die Verteilung des jeweiligen Merkmals im Rahmen der körperlichen Entwicklung in der »Normalpopulation«, also der gesamten Bevölkerung. Die Kurven geben an, wie groß die Wahrscheinlichkeit ist, dass ein Messwert normal ist. Je mehr ein Wert von der 50. Perzentile abweicht, desto größer ist die Wahrscheinlichkeit, dass eine Störung vorliegt. Beispielsweise weist ein Kind, das mit seiner Körpergröße über der 97. oder unter der dritten Perzentile liegt, ein erhöhtes Risiko für eine Wachstumsstörung auf.

Anhand der Perzentilenkurven kann die körperliche Entwicklung eines Kindes zuverlässiger eingeschätzt werden, als wenn man die Größe des betreffenden Kindes einfach nur regelmäßig messen würde. Besonders die ersten beiden Lebensjahre sind bedeutsam: Nehmen in dieser Zeit Gewicht, Körperlänge und Kopfumfang eines Kindes in etwa parallel zu den Perzentilenkurven zu, kann anhand dieser Kurven seine zukünftige Entwicklung relativ gut vorausgesagt werden. Anders sieht es aus, wenn der Verlauf der individuellen Wachstumskurve in Bezug auf das Gewicht oder den BMI eines Kindes oder Jugendlichen die Linie der Perzentilenkurve überkreuzt: Dann liegt in der Regel eine nachhaltige Gewichtszunahme oder -abnahme vor. Ersteres kann auf die Entwicklung einer Adipositas (Fettleibigkeit) hindeuten, Letzteres auf die Entwicklung einer Anorexie. Wichtig ist in diesem Zusammenhang jedoch, den individuellen Fall und seine Besonderheiten zu betrachten. In der Regel ist der Zusammenhang von Gewicht und Körpergröße ein hilfreicher Indikator für eine gestörte Entwicklung. Bei einzelnen Kindern und Jugendlichen kann das »ungesunde« Verhältnis von Gewicht und Körpergröße aber einfach durch ein plötzliches Längenwachstum bedingt sein.

Bei Kindern im Grundschulalter verläuft die körperliche Entwicklung kontinuierlich und mit geringer Intensität. Etwa im Alter von sieben Jahren kommt es bei den meisten Kindern zu einer Streckung, die jedoch vielfach kaum wahrnehmbar ist. Während der gesamten mittleren Kindheitsperiode bleibt die Körpergestalt stabil.

In der Entwicklung Jugendlicher gibt es individuelle Unterschiede, weil sie verschieden schnell abläuft. So kann ein 14-jähriger Junge sein Längenwachstum fast abgeschlossen haben und bereits deutlich sichtbare Muskelentwicklung zeigen. Dieser Umstand wird als »Akzeleration« (von lateinisch acceleratio, »Beschleunigung«) bezeichnet. Im umgekehrten Fall, also der späteren Entwicklung, spricht man von »Retardierung« (von lateinisch retardare, »verzögern«). Die Entwicklung von Mädchen hat gegenüber der von Jungen gewissermaßen einen von der Natur fest vorgesehenen Vorsprung. Der sogenannte »biologische Zeitparameter« ist auf Beschleunigung gestellt. Mit dem Eintritt in die Pubertät beziehungsweise die Präpubertät bilden sich neben dem Wachstum auch die primären und sekundären Geschlechtsmerkmale aus. Der pubertäre Wachstumsschub setzt bei den Mädchen im Durchschnitt mit neun Jahren ein, erreicht seinen Gipfel mit zwölf Jahren und findet seinen Abschluss mit 15 bis 16 Jahren. 99 Prozent der Erwachsenengröße erreichen die Mädchen im Durchschnitt mit 15,2 Jahren. Bei Jungen beginnt dieser Wachstumsschub mit elf Jahren, erreicht seinen Gipfel zwischen dem 14. und 15. Lebensjahr und ist dann zwischen dem 16. und 17. Lebensjahr weitestgehend abgeschlossen.

Die primären und sekundären Geschlechtsmerkmale entwickeln sich wie folgt: Die Schambehaarung beginnt bei den Mädchen durchschnittlich im Alter von 10,5 Jahren und wird gefolgt von der Brustentwicklung mit 10,9 Jahren sowie der Achselbehaarung im Alter von zwölf Jahren. Die Entwicklung dieser drei Merkmale ist durchschnittlich mit knapp 14 Jahren abgeschlossen. Ihre erste Regelblutung (Menarche) haben Mädchen in Deutschland durchschnittlich im Alter von 12,5 Jahren — aber auch wenn ein Mädchen schon mit elf oder erst mit 14 Jahren seine erste Menstruation bekommt, ist dies ganz normal. Noch deutlicher wird die große Bandbreite der Pubertätsentwicklung beim Körpergewicht: Das durchschnittliche Körpergewicht eines Mädchens liegt zum Zeitpunkt der ersten Regelblutung bei 48 Kilogramm, aber auch ein Gewicht von 33 oder aber 72 Kilogramm wäre noch im Bereich des Normalen. Bei den Jungen sieht es ähnlich aus. Bei 13-Jährigen etwa liegt ein BMI zwischen 16 und 23 im Normbereich; ein 13-jähriger Junge mit einer Größe von 1,35 Meter und einem Gewicht von 32 Kilogramm ist ebenso »normal« wie ein 1,75 Meter großer Jugendlicher, der 70 Kilogramm wiegt.

Die Pubertät hat also zwar feste Verlaufsstadien, aber dennoch viele Gesichter. Im Klassenverband einer siebten oder achten Schulklasse finden sich so meist noch kindlich anmutende Heranwachsende neben Schülerinnen, die fast schon junge Frauen sind. Es liegt auf der Hand, dass diese großen Unterschiede in der individuellen Entwicklung erhebliche psychische und soziale Auswirkungen haben können.

Bis zu 40 Prozent dessen, was ein Jugendlicher als Erwachsener später wiegen wird, nimmt er oder sie im Laufe der Pubertät zu. Bei den Mädchen nimmt in dieser Zeit vor allem das Fettgewebe zu, bei den Jungen die Muskelmasse. Längenwachstum und Gewichtszunahme erfolgen nicht synchron, vielmehr wechseln Phasen des Längenwachstums sich mit solchen der Gewichtszunahme ab. Hängt das Wachstum dem Gewicht dann einmal hinterher, spricht der Volksmund bei Mädchen gern von »Babyspeck«. Der Begriff ist äußerst unglücklich gewählt und sollte am besten komplett aus unserem Wortschatz verschwinden. »Speck« steht für reines Fett – etwas, das heutzutage als »eklig« gilt, besonders bei heranwachsenden Mädchen. Hinzu kommt die Assoziation an die Säuglingszeit, die Mädchen in der Pubertät naturgemäß ebenfalls nicht hören möchten. Sie dürfen von ihren Eltern und anderen ihnen nahestehenden Menschen zu Recht erwarten, nicht abwertend etikettiert, sondern in dieser etwas unglücklichen Entwicklungsphase unterstützt zu werden – umso mehr, als die Rede vom »Babyspeck« schlimmstenfalls der erste Anstoß sein kann, mit dem Hungern zu beginnen.

Bei beiden Geschlechtern stimulieren spezifische Hormone (adrenale Androgene) die Talgdrüsen, was den Körpergeruch spürbar verändert und Akne auslösen kann. Manche Jugendlichen entwickeln eine vorübergehende Kurzsichtigkeit, was in der Regel auf eine Ausweitung des Augapfels zurückzuführen ist.

Die Reifung des sogenannten »motorischen Systems« wird in der Pubertät abgeschlossen – obwohl Geschicklichkeit, Bewegungsgeschwindigkeit und Gleichgewichtsgefühl nicht weiter zunehmen, können bestimmte motorische Fertigkeiten natürlich noch weit bis in das Erwachsenenalter hinein durch Einüben erworben und verbessert werden. Ebenso abgeschlossen werden in der Pubertät die Sprachstrukturen und die Fähigkeiten zu denken und zu lernen.

Was bedeutet eigentlich »richtiges« Essen?

Bei einer Magersucht ist das Essverhalten der Betroffenen gestört, weicht also ab von dem, was als »normal« gilt und sich als »richtig« und gesund bewährt hat. Vielfach wird stillschweigend vorausgesetzt, dass jeder weiß, was das ist. Wir möchten in diesem Kapitel die Grundzüge einer guten Ernährung nochmals rekapitulieren.

Das, was wir essen, liefert uns Energie, die wir brauchen, um gesund und aktiv zu bleiben. Wie gut das funktioniert, hängt von der Zusammensetzung der Lebensmittel ab, die wir zu uns nehmen. Nahrungsmittel enthalten die folgenden sogenannten »Grundnährstoffe«: Kohlenhydrate, Eiweiß und Fette.

Die Deutsche Gesellschaft für Ernährung empfiehlt, beim Essen auf folgende Zusammensetzung der Grundnährstoffe zu achten:

Fett	25–30 % der Gesamtenergie. Dabei sollte man darauf achten, möglichst viel von diesem Fettanteil in Form von mehrfach ungesättigten Fettsäuren zu sich zu nehmen, wie sie z. B. in Olivenöl oder Nüssen enthalten sind.
Kohlenhydrate	60 % der Gesamtenergie (möglichst in Form von Stärke, also z. B. Vollkornbrot, Reis, Kartoffeln. Möglichst wenig in Form von Zucker).
Eiweiß	10–15 % der Gesamtenergie

Darüber hinaus sollte man pro Tag etwa 30 Gramm Ballaststoffe zu sich nehmen.

Die Energie, die bei Abbau der Grundnährstoffe im Stoffwechsel entsteht, wird in Kilokalorien (kcal) oder Kilojoule (kJ) angegeben. Eine Kilokalorie entspricht 4,186 Kilojoule, ein Kilojoule entspricht 0,239 Kilokalorien. Die Grundnährstoffe setzen pro Gramm folgenden Energiegehalt frei:

Fett	9,3 kcal/g
Kohlenhydrate	4,1 kcal/g
Eiweiß	4,1 kcal/g

Die sogenannte »Ernährungspyramide« zeigt an, wie viel von welchen Nahrungsmitteln wir täglich oder pro Woche zu uns nehmen sollten.

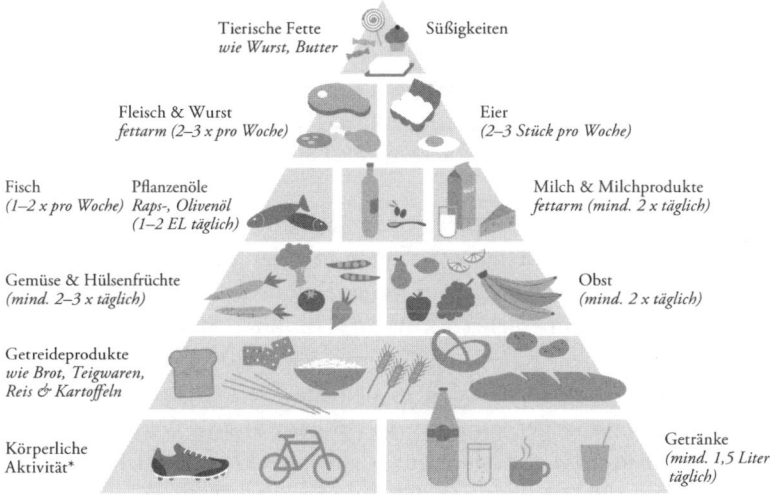

Tierische Fette
wie Wurst, Butter

Süßigkeiten

Fleisch & Wurst
fettarm (2–3 x pro Woche)

Eier
(2–3 Stück pro Woche)

Fisch
(1–2 x pro Woche)

Pflanzenöle
Raps-, Olivenöl
(1–2 EL täglich)

Milch & Milchprodukte
fettarm (mind. 2 x täglich)

Gemüse & Hülsenfrüchte
(mind. 2–3 x täglich)

Obst
(mind. 2 x täglich)

Getreideprodukte
*wie Brot, Teigwaren,
Reis & Kartoffeln*

Körperliche
Aktivität*

Getränke
*(mind. 1,5 Liter
täglich)*

* Jede Tätigkeit, die den Energieumsatz erhöht. Gemeint ist mäßige körperliche Aktivität in Form von Sport oder Alltagstätigkeiten wie etwa Gartenarbeit.

Abb. 2: Ernährungspyramide

Der »Grundumsatz«, auch »basale Stoffwechselrate« genannt, ist die Energiemenge, die unser Körper pro Tag in völliger Ruhe bei 28° Celsius (das ist die Temperatur, bei der ein Mensch ohne Bekleidung existieren kann) und nüchtern zur Aufrechterhaltung seiner Funktionen benötigt. Physikalisch gesprochen handelt es sich um Arbeit pro Zeit, also Leistung. Spricht man vom »Grundumsatz«, so bezieht man sich immer auf die Zeiteinheit 24 Stunden.

Der Grundumsatz ist von Faktoren wie Geschlecht, Alter, Gewicht, Körpergröße und Muskelmasse eines Menschen abhängig, ebenso von der Wärmedämmung durch Kleidung und dem Gesundheitszustand (Fieber oder eine Krebserkrankung beispielsweise erhöhen den Grundumsatz).

70 bis 80 Prozent der Energie, die wir über unsere Nahrung aufnehmen, geben wir als Wärme wieder ab. Die »Heizleistung« eines Menschen innerhalb von 24 Stunden entspricht etwa der Leistung einer 60-Watt-Glühbirne oder der einer Kerze. Pro Tag verschwitzt der Mensch ein bis zwei Liter Wasser. Der Verbrauch steigt mit erhöhter körperlicher Aktivität an.

Als »Leistungsumsatz« wird die Energiemenge bezeichnet, die der menschliche Körper zusätzlich zum Grundumsatz umsetzt. Er wird in kJ/Tag (oder kcal/Tag) angegeben. Der Leistungsumsatz ist vor allem von der verrichteten Muskelarbeit und der Umgebungstemperatur abhängig. Bei Schwerstarbeit erhöht sich der Energieumsatz auf das Dreifache, bei Ausdauersport sogar auf das 15-fache des Grundumsatzes.

Für den täglichen Gesamtenergiebedarf gilt: Gesamtumsatz = Grundumsatz + Leistungsumsatz.

Der tägliche Kalorienbedarf eines 16-jährigen Mädchens, das bei einer Größe von 1,72 Meter 59 Kilogramm wiegt, beträgt ca. 2300 kcal. Bei einer Frau von gleicher Statur ist der Kalorienbedarf etwas niedriger (2200 kcal). Bei körperlicher Aktivität, z. B. durch Sport, kann je nach Intensität von einem Kalorienbedarf von etwa 2800 bis 3500 kcal pro Tag ausgegangen werden, wenn es sich um Freizeitsport handelt. Bei einem Leistungssportler kommt man auf ganz andere Werte. Ein Radrennfahrer beispielsweise benötigt für eine Strecke von 160 Kilometern bei einer Geschwindigkeit von 40 Stundenkilometern ca. 4600 kcal. Zum Vergleich: Menschen, die an Magersucht leiden, nehmen pro Tag z. T. nur noch 300 kcal zu sich.

Fast Food und die Folgen

Fast Food ist fast so alt wie die Menschheit: Schon auf den Märkten der Antike wurden Speisen zum sofortigen Verzehr angeboten. Seit dem 19. Jahrhundert gibt es mobile Würstchenverkäufer. Currywurst und halbes Hähnchen etablierten sich in den 1950er-Jahren, und heute ist Fast Food aus dem Leben vieler Menschen kaum mehr wegzudenken. Schließlich haben wir alle immer weniger Zeit, schnelle Sättigung ist angesagt.

Im Jahre 1971 eröffnete »McDonald's« seine erste Filiale in München. Heute sind neben der ältesten amerikanischen Hamburger-Kette auch »Burger King« und »Pizza Hut« zum Inbegriff des ungesunden schnellen Essens geworden, auf das dennoch fast jeder irgendwann schon einmal zurückgegriffen hat. Die Umsätze der Ketten sind steigend, das Angebot wird stetig breiter. Im Jahre 1989 erzielte »McDonald's« einen Umsatz von einer Milliarde DM; 2002 waren es 2,278 Millionen Euro.

Auch wenn »McDonald's« jüngst das Angebot seiner Speisekarte so verändert hat, dass man zumindest eine Chance hat, dort kalorienärmer als bisher zu speisen, ist Fast Food insgesamt ernährungsphysiologisch nicht empfehlenswert: Neben den vielen Kalorien enthält es unter anderem auch zu viele ungesättigte Fettsäuren und zu viel Salz. Dennoch sollte man Fast Food nicht dogmatisch verteufeln (und damit erst recht interessant machen): Manchmal ist es eben durchaus praktisch, »schnell mal« etwas Warmes zu essen.

Der Erfolg der Fast-Food-Ketten lässt sich nicht nur mit dem chronischen Zeitmangel unserer Ära erklären, sondern auch damit, dass die bunte, naive und unbedarfte Welt, die wir dort antreffen, das Kindliche in uns bzw. unsere Sehnsucht nach der Einfachheit unserer Kindheit anspricht.

Hat Fast Food etwas mit der Entwicklung von Essstörungen zu tun? Nicht wirklich. Magersüchtige wissen sehr genau, wie kalorienreich diese Art von Nahrung ist. Insofern ist Fast Food kein Wegbereiter der Anorexie im eigentlichen Sinne, wohl aber Ausdruck eines gesellschaftlich schädlichen Phänomens, zu dem uns Magersüchtige in ihrer Abwehr und ihrem Ekel gewissermaßen einen Spiegel vorhalten. Denn Fast Food spielt eine maßgebliche Rolle bei der Entwicklung der Adipositas, also der Fettleibigkeit, deren Verbreitung in den westlichen Industrienationen besorgniserregende Ausmaße angenommen hat. In Deutschland sind sechs Prozent aller Kinder und 12,9 Prozent aller Erwachsenen fettleibig.

Fast schon ein Volkssport: Diäten

In Kapitel 2 wurde bereits erwähnt, dass die meisten Magersucht-Erkrankungen mit einer Diät beginnen. Das Wort »Diät« kommt aus dem Griechischen und hieß ursprünglich ganz allgemein so viel wie »Lebensführung«, »Lebensweise«. Die sogenannte »Diätetik« beschäftigt sich auch heute noch wissenschaftlich mit der »richtigen« Ernährungs- und Lebensweise. Auch wenn wir im Alltag beim Stichwort »Diät« sofort ans Abnehmen denken, kann eine Diät auch der Gewichtszunahme dienen. Medizinisch werden Diäten zur Behandlung von Krankheiten verordnet.

Jede Art von Diät, sei es zur Gewichtsreduktion, sei es zur unterstützenden Krankheitsbehandlung, basiert darauf, dass der Anteil eines Nahrungsbestandteils (Kohlenhydrate, Fette, Eiweiße, Vitamine, Spurenelemente) im Verhältnis zu anderen Nahrungsbestandteilen erhöht oder vermindert wird, und/oder darauf, dass sich die mit der Nahrung zugeführte Energiemenge (»Kalorien«) erhöht oder vermindert. Unter Umständen verändert sich auch die Flüssigkeitszufuhr.

Umgangssprachlich meint »Diät« eine kurzfristige Veränderung der Ernährung zum Zweck der Gewichtsreduktion (Reduktionsdiät). Es gibt eine Vielzahl von Diätformen, deren Wirksamkeit wissenschaftlich mitunter wenig bis gar nicht bewiesen ist. Einen guten Überblick dazu finden Sie im Internet unter dem Stichwort »Diäten von A –Z«. Viele Diäten sind alles andere als ungefährlich – exemplarisch sei die Atkins-Diät genannt, bei der auf Kohlenhydrate verzichtet wird. Sie führt mittelfristig zu einer Übersäuerung des Blutes, die nachhaltige Schäden anrichten kann.

Um ihr Gewicht zu halten, sind viele Frauen, aber auch Männer ständig oder immer wieder »auf Diät« und wähnen sich auf einem guten Weg zum »richtigen Körper«. Fakt ist: Wenn eine Diät funktionieren würde, dann bräuchte man sie nur einmal im Leben. Tatsächlich aber erleiden 97 Prozent der Menschen, die eine Diät durchführen, danach einen Rückfall in alte Essgewohnheiten oder erleben das sogenannte »Rebound-Phänomen«: Der Körper holt sich nach einer verzehrenden Diät die Nahrungsbestandteile, die er braucht, um beispielsweise seine Fettdepots wieder zu füllen. Beides lässt die Diätindustrie ungemein profitabel sein.

Gerade bei Mädchen, bei denen eine Diät den Einstieg in die Magersucht bildete, lag das Ausgangsgewicht in den meisten Fällen im normalgewichtigen Bereich, häufig bereits eher an der unteren Gewichtsgrenze. Nur wenige waren übergewichtig. Das Tückische am Krankheitsbeginn durch eine Diät ist, dass das Abnehmen den Betroffenen zunächst ein »Hochgefühl« vermittelt. Sie wähnen sich auf dem richtigen Weg zum Erfolg, es kommt zu einer Stärkung des Selbstwertgefühls durch den Sieg über den Hunger. Ihre Selbstbeherrschung hat sich gelohnt. Zu Beginn bekommen die Mädchen und Jungen für ihre Diäterfolge auch durchaus noch Anerkennung von anderen.

Wie wir verwerten, was wir essen: die Verdauung

Die Verdauung des Menschen ist ein hochkomplexes System. Schon in der Mundhöhle beginnen wir unsere Nahrung zu verwerten, denn bereits hier spalten Enzyme erste Teile davon auf und machen sie dem weiteren Verdauungsprozess zugänglich, dessen nächste Station der Magen ist.

Inzwischen geht man davon aus, dass dort bis zu 100 verschiedene Hormone an der weiteren Aufspaltung und Verwertung der Nahrung beteiligt sind. Die eigentliche Verwertung und Resorption, also das Aufnehmen der Inhaltsstoffe unserer Nahrung durch den Körper, findet im Zwölffingerdarm und Dünndarm statt. Der Dickdarm hat ebenfalls die Aufgabe der Resorption und letztendlich die der Stuhlentleerung.

Wie regelmäßig unser Stuhlgang ist, hängt davon ab, was wir essen. Ballaststoffreiche Nahrungsmittel fördern die Darmperistaltik, also die Verdauungsbewegungen des Darms, und wirken stuhlanregend. Zuckerreiche Nahrungsmittel haben aufgrund des geringen Ballaststoffanteils stopfenden Charakter.

Bei der Magersucht kommt es in der Regel zur Verstopfung, weil insgesamt sehr wenig Nahrung zugeführt wird und der Körper diese dann auch in Gänze zu verwerten versucht. Weil sie keinen Stuhlgang haben, klagen Magersüchtige häufig über Völlegefühl, dem sie mit diversen Abführmethoden abzuhelfen versuchen. Bei der Wahl der Maßnahmen sind die Betroffenen erfahrungsgemäß kreativ. Manche Magersüchtige nehmen nur noch bestimmte Nahrungsmittel in einer festgelegten, ritualisierten Reihenfolge zu sich; andere greifen auf selbst praktizierte Einläufe zurück. Naturgemäß ist auch das Risiko eines Missbrauchs von medikamentösen Abführmitteln hoch.

Abführmittel – gleich welcher Art – greifen in das physiologische System des Körpers ein. Das macht sie gefährlich. Unser Dünndarm enthält zahlreiche sogenannte Zotten – das sind Erhebungen der Darmschleimhaut, die die Darmoberfläche vergrößern. Über diese Zotten ist die Aufnahme von Nährstoffen möglich. Abführmittel können die Zottenstruktur des Darms schädigen, so dass Verdauungsprozesse blockiert werden. Bauchschmerzen, Blähungen und Krämpfe sind die Folge.

Je mehr jemand abmagert, desto mehr bilden sich die Zotten zurück, genauer gesagt: die Zottenlänge sinkt. Das führt dazu, dass der betreffende Mensch bestimmte Nahrungsbestandteile nicht mehr verträgt. Man spricht dann beispielsweise von einer Laktose- und/oder Fructoseintoleranz. Diese Unverträglichkeiten bilden sich jedoch zurück, wenn der Mensch wieder zunimmt. Dann kann der Darm seine volle Aktivität wieder aufnehmen.

Trinken: Wie viel ist richtig?

Damit wir körperlich und geistig fit bleiben, müssen wir genügend trinken. Der Wassergehalt unseres Körpers liegt bei ca. 55 bis 65 Prozent. Abhängig davon, was wir essen und wie viel wir uns bewegen, brauchen wir täglich eineinhalb bis zwei Liter Flüssigkeit. Wenn wir uns sportlich betätigen und dabei ins Schwitzen kommen, erhöht sich der Flüssigkeitsbedarf noch.

Magersüchtige trinken meist entweder zu wenig oder zu viel. Zu wenig, wenn der Bauch stets flach bleiben soll, und zu viel, wenn das Trinken dazu dient, ein Sättigungsgefühl herbeizuführen. Wasser oder Tee, also nicht kalorische Getränke, sind dabei das Mittel der Wahl. Häufig dient das Trinken auch dazu, ein höheres Gewicht vorzutäuschen, wenn in der Klinik oder beim Arzt eine Gewichtskontrolle ansteht.

Das Zuwenig wie das Zuviel an Flüssigkeit birgt Gesundheitsgefahren. Trinkt der Mensch zu wenig, so trocknet er aus. Die Zellen »schrumpfen« und können ihre Funktion nicht mehr aufrechterhalten. Im Blut steigt die Konzentration der Elektrolyte – das führt dazu, dass die Zellen Wasser freisetzen, damit es in die Blutbahn gelangt.

Damit wir nicht austrocknen, bekommen wir Durst. Das Durstgefühl setzt bei ca. 0,5 bis 1 Prozent Verlust des Wasseranteils am Körpergewicht ein. Das entspricht in der Regel ca. 0,3–0,4 Litern. Bei einem Flüssigkeitsmangel von über zwei Prozent ist unsere körperliche und geistige Leistungsfähigkeit eingeschränkt. Wenn wir dann nichts trinken und der Prozess der Austrocknung weitergeht, kann es zu Ohnmachtsanfällen bis hin zum Kreislaufkollaps und Herzstillstand kommen.

Bei übermäßigem Trinken wiederum wird das Blut verdünnt. Auch das wirkt sich auf die Elektrolytwerte im Blut aus, die dann aus dem Lot geraten können. Aufgrund des Mangelzustands kann sich darüber hinaus im Herzen, in den Beinen und zuletzt an allen Stellen des Körpers Wasser sammeln. Auch hier besteht die Gefahr eines Kollapses bis hin zum Herzstillstand, weil das Herz mit der Menge an Flüssigkeit im Körper überfordert ist.

Kapitel 4
Wie entsteht Magersucht?

Es gibt immer mehr als eine Ursache

Dazu, wie eine Essstörung entsteht, gibt es verschiedene Erklärungsansätze. Sie reichen von soziokulturellen Modellen über genetische Faktoren bis hin zu Theorien, die das Umfeld und die Erziehung der Betroffenen in den Blick nehmen. Im Folgenden möchten wir näher auf den unterschiedlichen Stellenwert dieser Modelle eingehen. Manche sind wichtig und aussagekräftig, andere überholt. Vor allem aber sollte man nicht aus den Augen verlieren, dass es für die Entstehung einer Magersucht niemals nur eine Ursache gibt. Erklärungsansätze, die dies behaupten, sind nicht auf der Höhe der Zeit und des aktuellen Wissenstands, der sich in den letzten 20 Jahren deutlich erweitert hat. Bei der Entstehung einer Magersucht kommen in der Regel verschiedene Risikofaktoren zusammen, die den Rahmen für jede individuelle Ursachenklärung abstecken. Jeder Einzelfall muss also für sich genommen daraufhin betrachtet werden, wie die verschiedenen Entstehungsfaktoren zu gewichten sind. Dies kann je nach individueller Situation der Betroffenen ganz unterschiedlich sein. Jede umfassende Diagnose muss dabei heute Prädispositionen (individuelle Vorbedingungen) und Risikofaktoren auf der jeweils individuellen, familiären, soziokulturellen, biologischen, auslösenden und krankheitsunterhaltenden Ebene berücksichtigen.

Darüber hinaus ist es wichtig, eine Perspektive einzunehmen, die die Anorexie als individuellen psychischen Lösungsversuch versteht. Die Betroffenen und ihre Familien sollten in diesen Versuch des Verstehens einbezogen werden, denn nur so schafft man es, Schuldzuweisungen – die eine zerstörerische Wirkung haben können – von Anfang an zu unterbinden: eine wichtige Grundlage des Behandlungs- und Heilungsprozesses.

Zur Klärung der individuellen Faktoren gehört neben der richtigen Einordnung des schon erwähnten »Babyspecks« auch, dass man über Essgewohnheiten spricht – nicht nur über die der Betroffenen selbst, sondern die der gesamten Familie, und dies wiederum nicht erst seit Ausbruch der Krankheit, sondern nach Möglichkeit schon seit der frühen Kindheit. Wenn sich dabei beispielsweise herauskristallisiert, dass Essen in einer Familie immer mit einem erheblichen Futterneid einhergegangen ist, kann die Entwicklung der Magersucht als Versuch verstanden werden, eigene Schuldgefühle wegen dieses Futterneides zu besänftigen. Erst wenn man solche individuellen Zusammenhänge verstanden hat, wird man sie in der Therapie effektiv bearbeiten können.

Die Rolle der Pubertät

Die Pubertät spielt bei der Entstehung einer Magersucht eine wichtige Rolle. Sie ist die Phase im Leben eines Menschen, in der man plötzlich anfällig wird für bis dahin unbekannte Erkrankungen wie Anorexie, Bulimie und für Stimmungsschwankungen bis hin zu manifesten Depressionen oder Schizophrenie. Was in der Kindheit noch geholfen und getröstet hat, hilft nun nicht mehr, die Jugendlichen müssen sich auch Problemen, die sie schon kennen, ganz neu stellen. Ihre Wahrnehmungsfähigkeit schwankt ebenso wie ihre Fähigkeit zum konstruktiven und synthetischen Denken, und Dinge, die heute noch Bestand hatten, können morgen ganz anders aussehen oder müssen mit einem anderen Verhalten beantwortet werden.

Die Anforderungen in der Schule nehmen dramatisch zu, der Leistungsdruck ist erheblich. Der Terminkalender jugendlicher Mädchen unterscheidet sich vielfach kaum von dem eines Spitzenmanagers. Dass sich angesichts dieser Vielzahl von komplexen Anforderungen bei den Jugendlichen Sorgen und Befürchtungen bilden können, die dem Selbstwertgefühl nicht gerade zuträglich sind und zu einer verzerrten Wahrnehmung der Umwelt beitragen können, versteht sich von selbst. Bezieht sich die verzerrte Wahrnehmung auch auf den eigenen Körper, ist es gar nicht besonders verwunderlich, dass dieser als Mittel eingesetzt wird, um der ganzen Irritation Herr zu werden: Wenn wenigstens der Körper sich in Bezug auf das Gewicht als relativ direkt beeinflussbar erweist und den eigenen Vorstellungen entspricht, fühlt ein junges Mädchen sich unter Umständen schon sicherer und all den komplexen Verunsicherungen nicht mehr ganz so stark ausgeliefert. Hänseleien wegen vermeintlichen Übergewichts oder Spott über den vorübergehend disproportionierten Körper können bei Jugendlichen eine trotzige Gegenreaktion nach dem Motto »Jetzt zeige ich es euch« hervorrufen.

Es gibt typische Situationen, die zu Auslösern einer Magersucht werden können: ein heftiger Streit mit den Eltern, die erste enttäuschte Liebe, Leistungsdruck in der Schule. Auch der Verlust eines nahestehenden Menschen, die Trennung der Eltern, ein Auslandsaufenthalt weit weg von der Familie oder ein Umzug können bei der Entstehung der Krankheit eine Rolle spielen. Die Auflistung macht deutlich, dass es nicht »die typische Konstellation« gibt, die in eine Magersucht führt. In der Regel handelt es sich um alterstypische Konflikte, die normalerweise jede/r Heranwachsende bewältigen kann – auch dann, wenn sie/er vorübergehend in eine psychische Krise gerät, die sich in einem veränderten Essverhalten äußern kann. So besteht die Kunst und gleichzeitig die Herausforderung für Eltern darin, solche Veränderungen möglichst frühzeitig und sensibel wahrzunehmen, ohne sie allerdings gleich so zu dramatisieren, dass dem betroffenen Mädchen oder Jungen sozusagen eine Krankheit »eingeredet« wird. Andererseits darf aber auch nicht bagatellisiert werden, weil dann die Gefahr besteht, dass man übersieht, wie die Symptome sich verfestigen und die Krankheit chronifiziert. Es gilt also, die richtige Mitte zu finden.

Familiäre Einflussfaktoren

Familien mit einem magersüchtigen Kind haben verständlicherweise oft den Wunsch, die Ursache im Sinne eines Auslösers möglichst genau zu kennen. Vor allem den Eltern fallen in der Regel eine Menge Ereignisse in der gemeinsamen Familiengeschichte ein, die möglicherweise dazu beigetragen haben, dass die eigene Tochter, der Sohn magersüchtig geworden ist. Auch wenn ÄrztInnen und TherapeutInnen dabei helfen können, auslösende Faktoren ausfindig und mögliche Spuren erkennbar zu machen, um den Weg der Krankheit zurückzuverfolgen, ist es im Einzelfall schwierig, konkrete, belastende Einzelereignisse klar als Ursache zu identifizieren: Es ist durch die Forschung gut belegt, dass belastende Lebensereignisse häufig unspezifisch sind und dass man nicht aus der Art einer Belastung darauf schließen kann, ob und welche psychische Störung oder gar Essstörung ein betroffenes Mädchen oder ein Junge entwickelt.

Bei der Beantwortung der Frage nach den individuellen Entstehungsbedingungen einer Magersucht sollte nachgeschaut werden, ob die Betroffenen schon in ihrer Kindheit Phasen von Essstörungen hatten oder ob es Zeiten gab, in denen sie besonders »schwierige Esser« waren, die an allem, was auf den Tisch kam, etwas herumzumäkeln hatten. Auch dabei sollte wieder in den Blick genommen werden, welche Bedeutung Essen im Kontext der gesamten Familie hatte und hat.

Bezüglich der familiären Risikofaktoren ist man noch vor 20 Jahren davon ausgegangen, dass magersüchtige PatientInnen und ihre Familien charakteristische Muster des Umgangs miteinander und der Kommunikation aufweisen, die für den Ausbruch der Krankheit verantwortlich sind, zumindest jedoch zu ihrer Erhaltung beitragen. Inzwischen haben zahlreiche empirische Untersuchungen ergeben, dass dies nicht zutrifft. Zwar gibt es bestimmte innerfamiliäre Muster des Umgangs und der Kommunikation; sie sind jedoch unspezifisch, d. h. sie kommen bei anderen psychischen Erkrankungen genauso vor. Zur Hypothese der »typischen anorektischen Familie« an späterer Stelle dieses Kapitels noch mehr.

Auch wenn es »die magersüchtige Familie« nicht gibt, finden sich in Familien mit einem magersüchtigen Kind oder Heranwachsenden sehr häufig familiäre Probleme und Dysfunktionen. Sie sollten in jedem Einzelfall abgeklärt und, wo nötig, familientherapeutisch behandelt werden (mehr dazu auch in Kapitel 9). Allerdings sollte auch der Frage nachgegangen werden, was Ursache und was Wirkung ist: War die Familie schon deutlich vor Ausbruch der Krankheit beeinträchtigt oder ist die Beeinträchtigung eine Reaktion der einzelnen Familienmitglieder auf die Magersucht? Es darf nicht unterschätzt werden, wie sehr die übrigen Familienmitglieder durch eine Anorexie in Bedrängnis geraten können! Wo sich auf den ersten Blick manchmal die Vermutung aufdrängt: »Kein Wunder, dass die Tochter bei dieser Mutter magersüchtig geworden ist«, kann bei genauer Betrachtung die nachvollziehbare und hilflose Reaktion einer Mutter deutlich werden, die realisieren muss, dass ihre Tochter zu verhungern droht und dass es ihr nicht mehr gelingt, ihr Kind zu versorgen und zu ernähren. Wie schlimm es für eine Mutter ist, wenn dieser grundlegende Bestandteil der Mutter-Tochter-Beziehung nicht mehr funktioniert, kann kaum überschätzt werden.

Oft genug findet man beim Blick auf die Familien der Betroffenen keine spezifischen Dysfunktionen, Probleme oder Beeinträchtigungen. In diesen Fällen muss man es dabei bewenden lassen: Im Entstehungspuzzle des jeweiligen spezifischen Falles von Magersucht bleibt die entsprechende Stelle leer.

Neben den Mustern des innerfamiliären Umgangs miteinander gibt es noch eine Reihe anderer familiärer Risikofaktoren, deren Bedeutung empirisch gesichert ist. Dazu gehören unspezifische vermehrte Gesundheitsprobleme und psychische Erkrankungen in der Familie. Letzeres sind zum einen die Essstörungen im engeren Sinne, wie z. B. eine Anorexie oder Bulimie in der Vorgeschichte der Mutter, zum anderen aber auch Gewichtsprobleme anderer Familienmitglieder sowie Depressionen, Zwangsstörungen und Alkoholismus.

Sexueller Missbrauch kommt bei magersüchtigen Mädchen und Frauen in der Vorgeschichte gehäuft vor, wie viele Studien belegt haben. ÄrztInnen und TherapeutInnen sollten im konkreten Einzelfall also jeweils klären, ob ein solcher Missbrauch stattgefunden hat. Dabei muss immer mit der notwendigen Vorsicht und Professionalität vorgegangen werden. Keinesfalls haltbar ist die Behauptung, jede Magersüchtige sei sexuell missbraucht worden; wenn ein magersüchtiges Mädchen und seine Familie die Frage, ob es eine solche Traumatisierung gegeben hat, verneinen, muss dies andererseits jedoch nicht heißen, dass tatsächlich kein sexueller Missbrauch stattgefunden hat. Vielfach kann über dieses Thema erst im Verlauf der Behandlung gesprochen werden, und nicht selten kommen den Betroffenen die Erinnerungen an den sexuellen Übergriff erst im Verlauf einer Psychotherapie zu Bewusstsein.

Welche Rolle spielt es, ob andere seelische Erkrankungen vorliegen?

Seelische Erkrankungen können eine Magersucht mit auslösen – an erster Stelle ist hier die Depression zu nennen. Auch Zwangserkrankungen wie etwa Ordnungs-, Zähl- und Sortierzwang spielen bei etwa 20 Prozent der dokumentierten Anorexiefälle eine Rolle. Unter Zwangserkrankungen beziehungsweise Zwangsstörungen versteht man psychische Erkrankungen, die damit einhergehen, dass der betroffene Mensch unter einem Zwang leidet, bestimmte Gedanken immer wieder denken zu müssen und/oder bestimmte Handlungen immer wiederholen zu müssen. Aus dem normalen Alltag kennt fast jeder Mensch solche Phänomene: Man geht noch einmal zu der Tür zurück, die man gerade abgeschlossen hat, um sich zu vergewissern, ob sie wirklich verschlossen ist, obwohl man eigentlich weiß, was man getan hat. Wenn sich solche zwanghaften Handlungen so sehr ausweiten, dass die betroffenen Menschen kaum noch zu einem normalen Alltagsablauf in der Lage sind, spricht man von einer Zwangsstörung. Dasselbe gilt für immer wiederkehrende Gedanken, die den betroffenen Menschen davon abhalten, in normalen Abläufen zu denken, zu erleben und sich zu verhalten. Die massive Kontrolle magersüchtiger Menschen über das Essen mutet nicht nur manchmal zwanghaft an, sondern muss im Rahmen einer zusätzlich bestehenden Zwangsstörung verstanden und diagnostiziert werden.

Gesellschaftliche und kulturelle Einflüsse

Die Bedeutsamkeit gesellschaftlicher und kultureller Einflüsse auf die Magersucht kann man unter anderem daran ablesen, dass die Krankheit vor allem in den westlichen Industrienationen vorkommt (vgl. dazu auch Kapitel 1). In der wissenschaftlichen Erforschung der Magersucht wird darüber hinaus diskutiert, welche Rolle das in unseren Gesellschaften vorherrschende Leistungsprinzip spielt. Wir leben in einer Gesellschaft, die Selbstkontrolle und Autonomie als Kriterien für persönlichen Lebenserfolg betrachtet. Auch das äußere Erscheinungsbild – gerade von Frauen – gilt als Erfolgsfaktor und Wertmaßstab. Schlanksein und das Zügeln der eigenen Essgewohnheiten sind gesellschaftlich überwiegend positiv angesehen (mehr dazu in Kapitel 6). Für heranwachsende Mädchen ist die Bedeutsamkeit der Models als Vorbilder in Fernsehen und Zeitschriften in Bezug auf übermäßige Sorge um das eigene Gewicht nachgewiesen worden, wenngleich auch hier wichtig ist, dass es ungleich mehr Mädchen und Frauen in Sorge um das eigene Gewicht gibt als am Ende manifest magersüchtige. Models jedoch sind als Magersucht-Risikogruppe zu betrachten (vgl. Kapitel 1).

Bestimmte Sportarten bergen ein erhöhtes Risiko, an Magersucht zu erkranken. Dazu zählen etwa Ballett, Leichtathletik, Dressurreiten, Kunstturnen, Eiskunstlaufen und, bei Jungen und Männern, Skispringen. Wird eine Sportart als Leistungssport betrieben, geht dies einher mit bestimmten, ausgeklügelten Ernährungsschemata. Bei entsprechender Anfälligkeit (Vulnerabilität) fördern solche Anforderungen an die Ernährung unter Umständen die Entwicklung einer Magersucht.

Wichtig ist in diesem Zusammenhang, dass man sich vor allzu schnellen Rückschlüssen hütet. So ist beispielsweise nicht der Balletttanz als solcher ursächlich für die Krankheit. Vielmehr ist wahrscheinlich schon die Hinwendung eines Mädchens zu einer Berufslaufbahn als Balletttänzerin als Risikofaktor zu werten, der dann durch jeweils spezifische Anforderungen an das Gewicht zum Ausbruch der Magersucht führt. Nicht jede Balletttänzerin, nicht jedes Model und schon gar nicht jeder Athlet in bestimmten Sportarten muss als magersüchtig angesehen werden. Es ist immer erst das Zusammenspiel zwischen individuellen Faktoren und den mehr oder weniger zufälligen oder wenig bewusst gesuchten Umweltbedingungen, die aus einer Vulnerabilität eine manifeste Anorexie werden lassen.

Ist Magersucht erblich?

Klar ist, dass Magersucht nicht 1 : 1 vererbt wird – dann müssten schließlich alle Mütter essgestörter Mädchen ihrerseits magersüchtig sein. Genetische Faktoren haben aber wahrscheinlich durchaus etwas zu tun mit der sogenannten »basalen Vulnerabilität«, d. h. einer grundlegenden Anfälligkeit für das Auftreten einer Anorexie. Zu dieser Vermutung ist man wesentlich durch die sogenannte »Zwillingsforschung« gelangt, die in den letzten 30 Jahren vor allem in Skandinavien durchgeführt wurde. Bei sogenannten »Zwillingsstudien« werden eineiige und zweieiige Zwillinge, die aus sozialen Gründen von ihren leiblichen Eltern getrennt werden müssen und getrennt voneinander aufwachsen, in ihrer weiteren Entwicklung beobachtet und beständig untersucht. Wenn ein Zwillingspaar, das in getrennten Familien aufwächst, zur selben Zeit, d. h. im selben Alter dieselbe Erkrankung entwickelt, hängt dies weniger mit Umweltfaktoren sondern viel mehr mit der genetischen Ausstattung der jeweiligen Kinder zusammen – so die zentrale Hypothese der Zwillingsforschung.

In den letzten Jahren ist dieser Forschungszweig etwas in die Kritik geraten. Eines der wichtigsten Argumente der Kritiker lautet, dass Familien ähnlicher sozialer Schicht auch bestimmte ähnliche Strukturen und Lebensumstände aufweisen, die genauso stark auf die Kinder einwirken wie genetische Einflüsse. Dennoch ist nicht von der Hand zu weisen, dass durch die Zwillingsstudien belastbare Hinweise auf genetische Faktoren zutage gefördert wurden. Zieht man alle diese Studien zusammen, so liegt der Unterschied in der Entwicklung derselben Erkrankung zwischen eineiigen und zweieiigen Zwillingen etwa zwischen 30 und 50 Prozent. Das könnte für die Praxis bedeuten, dass Magersucht bei einem Drittel bis zur Hälfte der Fälle von genetischen Faktoren bestimmt wird. Dies lässt sich für den Einzelfall natürlich nicht nachweisen – im Versuch, die Entstehung der Erkrankung im individuellen Fall zu verstehen, wird der genetische Aspekt jedoch umso bedeutender, je weniger man beeinträchtigte oder dysfunktionale Umweltbedingungen einschließlich der familiären Strukturen findet.

Die biologische Ebene der Krankheit

Neben dem genetischen Faktor gibt es eine Reihe von körperlichen Veränderungen, die nicht unbedingt als ursächlich für die Magersucht anzusehen sind, aber eine wichtige Rolle bei der Aufrechterhaltung der Krankheit spielen. Sie gehen einher mit der Fehlernährung sowie der Gewichtsabnahme und betreffen alle endokrinen (hormonellen) Systeme, die Neurotransmittersysteme (Botenstoffe im Gehirn), die Regulation von Immunfunktionen sowie die Aktivitäten von sogenannten »endogenen Opioiden« (Stoffe zur Schmerzregulation im Körper).

Schon bald nach der ersten wesentlichen Gewichtsabnahme ist im Gehirn Magersüchtiger beispielsweise das Sättigungszentrum beeinträchtigt: viel zu früh nimmt es eine Sättigung wahr. Wenn also ein magersüchtiges Mädchen nach nur einem Löffel Essen behauptet, satt zu sein, ist dies eben nicht der Versuch, die Nahrungsaufnahme zu verweigern oder ihr auszuweichen. Vielmehr fühlen sich die Betroffenen tatsächlich genauso wie ein gesunder Mensch, der von sich sagt, er sei satt.

Ähnliches gilt für die Zentren im Gehirn, die für die Körperwahrnehmung zuständig sind. Auch hier tritt durch die Mangelernährung relativ schnell ein Zustand ein, der verhindert, dass die betroffenen PatientInnen ihren Körper noch angemessen wahrnehmen können (vgl. dazu auch Kapitel 2). Allerdings kommen hier noch Umweltfaktoren hinzu: Auch die überwiegende Mehrzahl aller gesunden Frauen schätzt ihren Körperumfang im Selbstbild »dicker« ein, als er in der Realität ist.

Zusammenfassend lässt sich sagen, dass für die Entstehung von Magersucht alle Arten von Trennungs- und Verlusterfahrungen bedeutsam sein können, ebenso wie allgemeine schwere Belastungen der Familie, neue Anforderungen aus der Umwelt an die Heranwachsenden selbst oder die Gesamtfamilie sowie Bedrohungen des Selbstwertgefühls, bei manchen PatientInnen auch körperliche Erkrankungen wie z. B. Diabetes.

Die Frage nach der Schuld ist überholt und hilft nicht weiter

»Die typische anorektische Familie ist gegenüber ihrer Tochter übermäßig behütend (›overprotective‹), sehr leistungsorientiert und entstammt häufig der oberen sozialen Schicht. Mutter und Tochter haben eine übermäßig enge Beziehung, die es der Tochter unmöglich macht, sich zu verselbstständigen und erwachsen zu werden. Das betroffene Mädchen ist in der Entwicklung seiner Identität schwer gestört. Darum ist es schwer bis unmöglich, zu einer erwachsenen Frau heranzureifen. Dies wird noch verstärkt dadurch, dass es in der Familie eine ausgeprägte Angst vor allem Sexuellen gibt.« So oder ähnlich könnte eine noch bis vor wenigen

Jahren gültige und anerkannte Beschreibung einer Familie mit einer anorektischen Tochter lauten. Es ist offensichtlich, in welchem Ausmaß es in dieser Beschreibung Schuldzuweisungen gibt, vor allem an die Mutter. Die gestörte Beziehung zwischen ihr und der Tochter wurde im Fokus der Entstehung einer Magersucht gesehen.

Heute wissen wir: »Die anorektische Familie« gibt es nicht. *Alle* Eltern von anorektischen Töchtern machen sich Vorwürfe, haben Schuldgefühle und fragen sich, was sie falsch gemacht haben. Ohne Zweifel kann es wichtig und hilfreich sein, das oben modellhaft zusammengesetzte Puzzle der Ursachen in einem individuellen Fall neu zusammenzusetzen. Dabei eine gestörte Beziehung zwischen Mutter und Tochter zu konstatieren, macht allerdings nur Sinn, wenn daraus unmittelbar und ohne die Schuldgefühle der Mutter zu erhöhen ein therapeutisches Angebot abgeleitet wird. Bei der stationären Aufnahme einer Magersüchtigen oder zu Beginn einer ambulanten Behandlung kann und darf es nicht darum gehen, die Schuldgefühle von Eltern zu erhöhen. Im Gegenteil: Wichtig ist, sie zu entlasten, um sie in die Lage zu versetzen, alle anstehenden therapeutischen Maßnahmen entsprechend unterstützen zu können.

Was geht bei einer Magersucht zwischen Müttern und Töchtern tatsächlich vor? Um das zu verstehen, müssen wir einen Blick zurück auf die psychische Entwicklung von Kindern werfen. Aus psychoanalytischer Sicht müssen Mädchen im Vergleich zu den Jungen die komplexere psychische Entwicklung durchlaufen. Im Unterschied zu den Jungen müssen sie sich von ihrem sogenannten »primären Liebesobjekt« – der Mutter – trennen, um sich der väterlich-männlichen Welt zuwenden zu können. Dieses Sich-Trennen von der Mutter führt dazu, dass es zwischen Mutter und Tochter mehr Irritationen gibt als zwischen Mutter und Sohn. Dies wird vielfach unterschätzt. Die Mädchen werden von ihren Müttern als »schwierig« und »zickig« beschrieben. Entwickelt sich gerade in der komplexen Distanzierungsphase der Pubertät eine Anorexie, so kann man sich unmittelbar vorstellen, dass die Beziehung zwischen Mutter und Tochter dadurch erheblich beeinträchtigt werden kann.

Es ist für liebevolle und fürsorgliche Mütter extrem schwer auszuhalten, wenn die Tochter sich quasi durch die Magersucht von ihr distanziert und verabschiedet und sogar bereit zu sein scheint, den Preis des Hungertodes dafür in Kauf zu nehmen. Massive Schuldgefühle sind schlechte Berater, wenn die besorgte Mutter einen irgendwie gearteten konstruktiven Dialog mit ihrer Tochter aufnehmen möchte.

Auf der Seite der Tochter sieht es nicht anders aus: Auch sie ist voller Schuldgefühle gegenüber ihren Eltern, insbesondere der Mutter. Sie versteht zwar die Aufregung um ihre Person nicht wirklich, aber Sorgen wollte sie keine auslösen ... und schon gar nicht, dass die Mutter – von der sie sich doch lösen will – meint, sich jetzt intensiver um sie kümmern zu müssen. So sind Mutter und Tochter in einer verzwickten und ausgesprochen komplexen Dynamik gefangen. Indem ÄrztInnen und TherapeutInnen sich bemühen, den betroffenen Familien diese Dynamik bewusst und verstehbar zu machen, können sie viel dazu beitragen, dass diese sich auf mögliche Lösungen fokussieren, statt sich in gegenseitigen Schuldzuweisungen zu verstricken.

Welche Rolle spielen die Väter? Nach wie vor sind sie in den meisten Familien nicht diejenigen, die bei der Kindererziehung an erster Stelle stehen – sowohl aus Sicht der Kinder als auch aus dem eigenen Wunsch heraus. Nicht selten reagieren sie dann angesichts einer magersüchtigen Tochter besonders rat- und verständnislos. Manche Väter versuchen es mit Strenge, was in der Regel wenig hilfreich ist und im Gegenteil die Beziehung zwischen Vater und Tochter massiv beeinträchtigt und verschlechtert.

Gerade in der bedrohlichen Situation der Magersucht brauchen Mutter und Tochter jemanden an ihrer Seite, der es versteht, seine Distanz dahingehend zu nutzen, dass er die Dramatik zwischen seiner Frau und seiner Tochter versteht und sich darum bemüht, *beide* zu unterstützen und zu schützen. Die Rolle des Vaters sollte also nicht darin bestehen, dass er sich patriarchalisch gegen seine Tochter stellt in dem Willen, ihre Krankheit zu überwinden oder gar zu durchbrechen. Vielmehr kann er verständnisvoll strukturierend Verantwortung für die Einleitung von Behandlungsmaßnahmen übernehmen – zugegebenermaßen keine ganz leichte Aufgabe, bedenkt man den Widerstand, den Magersüchtige meist gegen eine Behandlung ihrer Krankheit hegen, und ihre Angst vor den Veränderungen, die damit einhergehen. »Überall nur Gefühle, da konnte man ja verrückt werden!«, schilderte uns der Vater einer Betroffenen. »Ich habe dann einfach mal das Ganze in die Hand genommen – es war leichter, als ich vermutet hatte.« Gelingt es einem Vater, auf die beschriebene Weise positiv in das Geschehen einzugreifen, ist es sogar möglich, dass die Anorexie die Vater-Tochter-Beziehung nachhaltig positiv verändert.

Wenn eine Tochter an Anorexie erkrankt ist, konzentriert sich die Sorge der gesamten Familie verständlicherweise nur auf sie. Dabei geht manchmal der Blick für die Geschwister verloren.

Natürlicherweise stehen Geschwister immer in einem mehr oder weniger ausgeprägten Konflikt miteinander. Erkrankt ein Kind – egal auf welche Weise –, so kann es sein, dass bei den nicht betroffenen Geschwistern Schuldgefühle auftreten (»Ich war manchmal richtig blöd zu meiner Schwester, hat sie jetzt wegen mir Magersucht?«). Unter Umständen kann dann auch das Geschwisterkind unter seinen Schuldgefühlen so sehr leiden, dass es (professionelle) Unterstützung braucht.

Ein besonderes Problem im Zusammenhang mit der Magersucht eines Familienmitgliedes ist die spezifische Dynamik anorektischer PatientInnen, die es ihrem Gegenüber aufgrund des besonderen Hungerzustandes schwer machen, Forderungen zu stellen oder sich offensiv abzugrenzen. Wer traut sich schon, einer halbverhungerten Tochter bzw. Schwester etwas zu sagen, das diese als negativ empfinden könnte, und dann womöglich »schuld« daran zu sein, dass es ihr noch schlechter geht? Gerade Geschwisterkinder – die mitunter eine Art Ventilfunktion für die unterdrückten Gefühle der Eltern haben –, möchten nicht den Unmut der Eltern auf sich ziehen, indem sie die Auseinandersetzung mit der kranken Schwester suchen. Vielfach verhalten sie sich besonders angepasst in dem Wunsch, die Eltern, die unter der Krankheit der Schwester so sichtbar leiden, nicht noch mehr zu belasten.

Diese Hemmung, die Geschwisterkinder manchmal wie gelähmt sein lässt, kann dazu führen, dass eine normale Kommunikation und Beziehung der Geschwister untereinander kaum noch möglich ist. In solchen Fällen ist es ganz besonders wichtig, dass auch die Geschwisterkinder eine eigene professionelle Unterstützung erhalten und/oder alle Familienmitglieder regelmäßig zu professionell begleiteten Familiengesprächen zusammenkommen (mehr dazu in Kapitel 9).

Wenn Jungen an Anorexie erkranken, hat dies auch meist etwas mit dem Thema »Autonomie« zu tun. Magersüchtige männlichen Geschlechts weisen ebenfalls häufig eine enge Bindung an die Mutter auf, die sich vielfach schlicht deshalb ausbildete, weil kein Vater anwesend war. In anderen Fällen war oder ist der Vater in der Familie zwar vorhanden, verhält sich seinem Sohn gegenüber jedoch ablehnend und wertet diesen ab.

Abschließend noch ein Wort zur vermeintlichen »Schuld« der Magersüchtigen selbst. Auch wenn es mitunter so aussehen mag: Niemand sucht sich eine Anorexie aus. Die Tatsache, dass Magersüchtige bisweilen ausgesprochen unnahbar und aggressiv-verweigernd sind, besagt noch nichts über ihre Möglichkeiten, dieses Verhalten zu steuern oder gar zu verändern. Auch dass sie sich für »fett« erklären, bedeutet nicht, dass sie vorsätzlich lügen, sondern dass ihre Wahrnehmung massiv beeinträchtigt ist. Bei der Behandlung der Magersucht kann und soll davon ausgegangen werden, dass die Betroffenen die Fähigkeit zur Einsicht und zur Steuerung ihres Verhaltens behalten. Individuell abhängig vom Schweregrad der Erkrankung ist jede/r Betroffene aufgefordert, seine/ihre eigenen Ressourcen zur Gesundung zu aktivieren. Fragen nach Schuld sind in der Therapie in der Regel überflüssig und kontraproduktiv. Schuld und Verantwortung sind jedoch nicht dasselbe. Im Rahmen der Behandlung einer Magersucht muss immer wieder von Neuem der Frage nachgegangen werden, wer in welcher Phase der Therapie welches Ausmaß an Verantwortung übernehmen kann und will. Wenn eine Anorexiepatientin, ein Anorexiepatient beispielsweise noch nicht in der Lage ist, wieder eigenverantwortlich zu essen, übernimmt in einer bestimmten Phase der Therapie noch die Fachkraft diese Verantwortung, bis man an einen Punkt kommt, an dem die/der Betroffene selbst wieder versuchen möchte, die Verantwortung für das eigene Essverhalten zu tragen.

Kapitel 5
Anorexie von innen:
Wie fühlt sich die Krankheit an?

Die Welt so schön,
die Sonne,
die Vögel,
das Blau.

Ich selbst so leer.

Die Welt so schön,
die Freunde,
die Hobbys,
das Bunt.

Ich selbst so leer.

Die Welt so schön,
die Gerüche,
die Blumen,
das Essen.

Ich selbst so kaputt.
Hoffnungslos.

Verboten
Lachen, Freude
Untersagt, gehasst, unerwünscht, verpönt,
nicht genug verdient.

GEDICHT EINES MAGERSÜCHTIGEN MÄDCHENS

Wir möchten in diesem Kapitel versuchen, das Innenleben magersüchtiger Menschen ein Stück weit zu erschließen. Von außen betrachtet ist die Magersucht zunächst einmal schrecklich. Wer erlebt, wie ein liebenswertes, kluges und lebendiges Mädchen, das bis dahin vital im Leben gestanden hat, plötzlich (so die Wahrnehmung, auch wenn die Gewichtsabnahme schleichend verlief) abgemagert vor einem steht und jegliche Essensangebote verweigert, weiß nicht wohin mit seinem Schreck und seinem Entsetzen.

Zur Fassungslosigkeit insbesondere der Eltern und zu ihren Fragen nach der eigenen Schuld kommt auch noch eine ausgeprägte Scham hinzu, wenn alle Welt sieht, dass »in dieser Familie etwas nicht stimmt«, dass die heile Welt, in der sich alle wähnten, beeinträchtigt oder gar zerstört ist. Wie schnell kann etwa der Gang zum Lehrergespräch in der Schule für Eltern eines magersüchtigen Mädchens zum Spießrutenlauf werden, bei dem sie das Gefühl haben, alle würden mit dem Finger auf sie zeigen.

Es wäre vermessen und unrealistisch, von Eltern zu erwarten, sie könnten sich ohne Weiteres von dieser Last an Schuldgefühlen befreien. Aber indem ÄrztInnen und TherapeutInnen die Eltern nicht noch weiter beschuldigen, sondern vielmehr darüber informieren, dass beim Entstehen der Krankheit eine Vielzahl von Faktoren eine Rolle spielen, die wie Puzzleteile zu einem individuellen Bild zusammengesetzt werden müssen, gelingt es hoffentlich, den Blick der Eltern zumindest ein Stück weit von der quälenden Schuldfrage weg und hin zu möglichen Lösungen in der Zukunft zu lenken. Für die Behandlung und Heilung der Betroffenen ist es hilfreich, wenn auf der Basis der individuellen Entstehungsgeschichte der Krankheit nach vorne geschaut werden kann, dahin, wo die Familienmitglieder wieder auf konstruktive Weise miteinander leben und kommunizieren können.

Bei uns, die wir seit vielen Jahren mit der Behandlung der Magersucht befasst sind, sind Schrecken und Entsetzen geringer geworden, weil wir wissen, dass wir etwas tun können, und auch wissen, was wir tun müssen und dass die Anorexie im Großteil der Fälle weder chronisch noch tödlich verlaufen muss. Bei der Wende des Blicks von den »Schuld«-Faktoren der Vergangenheit hin zu einer Zukunft, die nicht mehr (ausschließlich) von der Krankheit bestimmt ist, ist es hilfreich, den Blick auch auf die Gegenwart zu lenken, auf das Innenleben der Betroffenen. Wenn wir uns nicht von ihrem abgemagerten äußeren Erscheinungsbild abschrecken lassen, können wir versuchen, das subjektive Erleben, die Emotionen dahinter zu verstehen: Vielfach verstehen die Betroffenen gar nicht, dass um sie solch ein Wirbel gemacht wird. Natürlich wissen sie, dass sie abgenommen haben, finden den Gewichtsverlust aber nicht so dramatisch. Sie sind überzeugt, dass alle um sie herum nichts anderes wollen, als dass sie dick und fett werden. Die gemeinsamen Mahlzeiten werden als besonders belastend erlebt, und schon nach einem Bissen wird den Betroffenen übel. Die Vorwürfe ihrer Familie schmerzen sie, denn sie möchten niemandem Sorgen bereiten oder wehtun. Ihr Zuhause ist belastet durch den ständigen Streit ums Essen, aber in eine Klinik möchten sie erst recht nicht. Angesichts der Fassungslosigkeit in ihrem Umfeld fühlen viele Magersüchtige sich mit ihrer Krankheit sehr allein.

Für die Heilung der Krankheit ist es jedoch von entscheidender Bedeutung, dass man für die Betroffenen Respekt aufbringt – und den ernsthaften Willen, zu verstehen, was sie umtreibt. Nur dann haben sie die Möglichkeit, zur Sprache zu bringen, was sie von den Menschen in ihrer Umgebung benötigen. Auch ÄrztInnen und TherapeutInnen brauchen für eine erfolgreiche Behandlung einen Auftrag, den die Betroffenen formulieren. Aus diesem Grund sollen im Folgenden zunächst zwei Betroffene selbst zu Wort kommen (Namen und personenspezifische Daten wurden verändert).

Susanne R. (42 Jahre): »Ich hasse mein Spiegelbild!«

Wie alles begann

Ich werde oft danach gefragt, wie »das« eigentlich alles angefangen hat. Immer wieder merke ich, dass diese Frage nicht leicht zu beantworten ist, weil sich mein Denken und Erleben diesbezüglich in den vergangenen Jahren sehr verändert hat. Ich weiß viel mehr über mich und meine Krankheit, ich bin älter geworden, ich habe Beziehungen geknüpft und Beziehungen verloren, ich bin selbst Mutter geworden und bin heute natürlich nicht mehr so eng an meine Ursprungsfamilie gebunden wie damals.

Trotzdem will ich einmal einen Blick zurück in die Zeit werfen, in der alles anfing. Da fällt mir zuerst meine Schwester ein, die mir in unserem Esszimmer am Tisch gegenübersaß. Mit niemandem verbindet mich bis heute eine so enge, aber auch schwierige Beziehung wie mit ihr, und wenn ich mich an die damalige Zeit erinnere, dann fallen mir die erbitterten Kämpfe ein, die meine doch sehr eigensinnige Schwester mit unseren Eltern um das Essen ausfocht, während ich das Ganze voll innerer Anspannung und immer um Ausgleich bemüht mitverfolgte.

Meine eigene Essstörung fing zwei Jahre später an, ich war damals 17 Jahre alt. In den vergangenen zwei Jahren hatte es in unserer Familie Krankheiten und Todesfälle gegeben, und ich hatte ein durchgängiges Gefühl von Hilflosigkeit angesichts des »Chaos« um mich herum. Irgendwann ist dann in meinem Unterbewusstsein der Gedanke entstanden: Wenn ich jetzt nichts mehr esse, dann habe ich wenigstens einen Bereich, den ich beeinflussen, steuern kann.

Ich war damals schon, und bin auch heute noch, wie ich denke, ein recht bescheidener Mensch. Bescheiden zu sein war mir wichtig, obwohl mir dies manchen nicht ganz leichten Verzicht abverlangte. So gab es in der Familie meines damaligen Freundes einmal in der Woche Bratwurst mit Pommes und Mayo, worauf ich mich wie eine Schneekönigin freute. Obwohl immer eine ganze Wurst für mich bestimmt war, gewöhnte ich mir an, nur eine halbe zu essen – vielleicht auch deshalb, weil der Bruder meines Freundes immer ein bisschen gierig war, wie ich fand. Da wollte ich doch bescheidener sein. Allmählich entwickelte meine Bescheidenheit sich immer mehr zum »Tick«, den ich nicht mehr ablegen konnte.

Am Anfang wog ich ca. 52 Kilo. In den folgenden zwei Jahren nahm ich ca. vier Kilo ab – für meine Umwelt noch kaum zu bemerken. Ich glaube, für die anderen war ich damals einfach ein dünnes Mädchen, wie viele andere meines Alters auch. In mir, in meinem Kopf, war das Ganze jedoch schon längst viel weiter gegangen. Vielleicht hatte ich damals schon in gewisser Hinsicht das Maß verloren.

Meine Umwelt

Wenn ich über meine Umwelt nachdenke, dann fallen mir vor allem Menschen und Beziehungen ein, die mich geprägt haben. Besonders wichtig waren und sind für mich auch heute noch meine Mutter und mein Vater.

Meine Mutter stammt aus einer Familie mit einem relativ alten Vater, aus einer Lebenswelt, die es ihr nicht erlaubte, das Abitur zu machen. So wurde sie früh selbstständig und ging beruflich ihren eigenen Weg als Erzieherin. Vor allem von ihrem Vater wurde sie den Geschwistern immer wieder als Vorbild hingestellt, weshalb sie sich ihnen gegenüber schuldig fühlte und stets besonders ausgleichend sein wollte.

Meine Mutter ist eine kluge, sehr geduldige und einfühlsame Frau, mit der ich mich immer wieder austauschen kann. Im Umgang mit meiner Anorexie und in meiner Therapie kann ich es mir also nicht leicht machen und meine Mutter für meine »Schwierigkeiten« verantwortlich machen. Manchmal ist sie mir sogar ein gutes Vorbild, und ich würde mir etwas mehr von ihrer Gelassenheit wünschen.

Mein Vater kommt aus einer Familie, in der nicht offen über Schwierigkeiten gesprochen wurde. Seine Mutter, eine außergewöhnlich sanftmütige und freundliche Frau, hatte er schon als junger Mann verloren, was wohl ein tiefer Einschnitt in seinem Leben war.

Mein Vater ist seiner Familie gegenüber sehr hilfsbereit und großzügig. Andererseits kann er, wenn er verärgert ist, sehr zornig und dann auch verletzend werden, was mich manchmal erschreckt. Früher, bei den Auseinandersetzungen am Esstisch, stand er oft unvermittelt ärgerlich auf und zog sich zurück. Er schien nicht gut in der Lage zu sein, Konflikte auszuhalten.

Uns Kindern gab mein Vater in subtiler, manchmal kaum wahrnehmbarer Weise zu verstehen, wie wichtig ihm Leistung und Erfolg sind. Ich habe das oft als Unterstützung und Förderung erlebt, aber vielleicht hätten andere hier auch eine Art Leistungs-»Druck« gesehen.

Heute ist mir mein Vater mit seiner Lebenserfahrung und seiner Fähigkeit, zuzuhören, ein wichtiger Ratgeber, der für mich da ist, wenn ich ihn brauche.

Ich habe viele gute Erinnerungen an meine Eltern. Aber etwas ging nie und geht auch heute noch nicht richtig: über meine Essstörung zu reden. Beide haben mich in dieser Hinsicht bis heute nicht richtig verstanden, und damit muss ich wohl leben.

Warum die Behandlungen gescheitert sind

Behandlungen – wenn ich darüber nachdenke, kommt bei mir einiges zusammen: Ich war sechsmal in internistischer, dreimal in psychotherapeutischer Klinikbehandlung, und außerdem habe ich einige ambulante Therapien gemacht. Dabei ist wohl einiges schiefgegangen, sonst wäre ich heute (schon) gesund. Aber jetzt der Reihe nach.

Ich habe damals in einer größeren Stadt studiert, war dort in einer evangelisch-freikirchlichen Gemeinde eingebunden, wo ich auch gute Freunde hatte, und wurde immer dünner. Einer meiner Freunde war Krankenpfleger, und er überredete mich zu einer internistischen Behandlung in dem Krankenhaus, in dem er arbeitete. Die Behandlung bestand in intravenöser künstlicher Ernährung; einen Psychiater oder Psychotherapeuten habe ich in der Zeit nicht zu Gesicht bekommen. Ich versuchte immer, die Infusionen langsamer zu stellen, denn ich lehnte eine künstliche Ernährung ab und wollte auf keinen Fall zunehmen. Die für mich zuständige Ärztin kam dann an mein Bett und machte mir Vorhaltungen. Das machte mich wütend, hilflos und ohnmächtig, und es ließ mich in eine innere Erstarrung fallen, die mir später noch oft begegnen sollte. Irgendwann hatte ich das Gefühl, dass mir nur noch eine Wahl blieb: zu gehen und die Behandlung abzubrechen. Heute glaube ich, dass diese Behandlung aus zwei Gründen nicht erfolgreich war: Die Ärztin konnte nicht verstehen, dass ihre Hilfe keine Hilfe war, die ich annehmen konnte, und ich habe damals nicht verstanden, dass im Angebot der Ärztin auch etwas lag, was ich hätte für mich nutzen können. Sehr rasch war alles nur noch eine Machtfrage.

An meine zweite internistische Klinikbehandlung habe ich heute keine Erinnerung mehr. An meinem Dünn-Sein hatte sich aber nichts geändert.

Nach den beiden erfolglosen internistischen Behandlungen bekam ich über eine damals ebenfalls magersüchtige Freundin Kontakt zu einer Therapeutin, die ihr gut geholfen hatte, so dass auch ich ihr vertraute. Allerdings ging ich hauptsächlich deshalb zu dieser Therapeutin, um dem Drängen meiner Familie nachzugeben, ein wirkliches eigenes Anliegen hatte ich nicht. Therapie zu machen hieß für mich: Mir soll etwas weggenommen werden, ich soll mich einer Prozedur unterziehen, die ich selbst nie gewählt hätte. Rückblickend ist damals wohl von der sehr freundlichen und warmherzigen Therapeutin versäumt worden, mich mit ins Boot zu holen, d. h. mit mir gemeinsam ein Verständnis für mein Problem zu entwickeln, das mir erlaubt hätte, die Therapie zu meiner eigenen zu machen.

Schon während dieser ambulanten Behandlung war eine Therapie in einer Fachklinik für Essgestörte geplant gewesen, die nach einer längeren Wartezeit, in der ich ein Mindestgewicht erreichen musste, auch zustande kam. Aus heutiger Sicht ist es für mich schwer zu sagen, ob diese stationäre Therapie auch zu den gescheiterten Behandlungen zählt. Sie hat viel in Bewegung gebracht, vor allem wesentliche Einsichten über unsere Familienkonstellation und meine emotionale Verstrickung mit meiner Schwester. In einer Hinsicht ist sie aber auf jeden Fall gescheitert: Auch nach dieser Zeit habe ich weiterhin gehungert und war magersüchtig. Ich beendete mein Studium und begann mit der berufspraktischen Ausbildung. Es ging mir wieder zunehmend schlechter, ich verlor sehr an Gewicht und nahm regelmäßig Abführmittel ein. Mit nur wenig mehr als 30 Kilogramm musste ich erneut in einer Klinik internistisch behandelt werden. Auch hier ging es wieder ausschließlich um Kalorienzufuhr. Das war notwendig, keine Frage, aber aus heutiger Sicht war es ein Fehler, dass ich nicht auch die Möglichkeit zu psychotherapeutischen Gesprächen hatte, denn so blieb am Ende alles beim Alten.

Bei allen gescheiterten Behandlungen – es waren noch einige mehr als hier beschrieben – habe ich mich immer gefragt, wodurch ich selbst zum Misslingen beigetragen habe. Wahrscheinlich vor allem dadurch, dass ich lange Zeit gar nicht begriffen habe, wie ernst es um mich stand. Dennoch gibt es auch die andere Seite: Es wurden Chancen verpasst, mich frühzeitig so in die Behandlung einzubeziehen, dass ich die Heilung meiner Magersucht zu meiner eigenen Sache machen konnte.

Was geholfen hat

In den vielen Jahren der Essstörung gab es Nächte, in denen ich dachte, meine Bauchschmerzen bringen mich um. Ich schwor mir, keine Abführmittel mehr zu nehmen. Doch am nächsten Morgen war alle Angst wieder Vergangenheit, und es ging nur darum, noch dünner zu werden und vielleicht doch noch unter die 30 Kilo zu kommen.

Ich erinnere mich aber sehr gut an den Moment, als ich das erste – und vielleicht auch einzige – Mal Angst hatte, an den Folgen meiner Magersucht zu sterben.

Diese Angst führte dazu, dass ich mich erstmals selbst auf die Suche nach einer für mich geeigneten Therapie gemacht habe. In zwei stationären und einer ambulanten Behandlung konnte ich eindrückliche Erfahrungen machen und hatte ich intensive Begegnungen. Außerdem hatte ich ja noch mein »ganz normales Leben« – auch hier gab es Begegnungen und Erfahrungen, die mich weiterbrachten.

Zunächst zu meinen Therapien: In einer stationären Behandlung hatte ich eine Bezugsschwester, eine schon etwas ältere, herzensgute, stets breites Rheinisch sprechende Frau, die mir mit unendlicher Geduld und Gelassenheit, aber auch mit Konsequenz begegnete. Ich quälte mich immer sehr mit dem Essen und hatte immer wieder das Gefühl: »Es geht einfach nicht.« Meine Bezugsschwester bot mir dann an, zu ihr zu kommen und mit ihr zu sprechen, was ich auch nach einigem Zögern zu Beginn immer wieder tat: fünfmal, zehnmal, zwanzigmal am Tag. Ich dachte, dass sie irgendwann die Nase voll hat, dass ihr der Geduldsfaden reißt und dass ich schuld daran wäre, dass ich versagt hätte. Sie blieb jedoch die Geduld in Person, und selbst als wir uns einmal furchtbar stritten, ist sie nicht »gegangen«. Meine übliche Befürchtung, für andere eine Zumutung zu sein, hatte sich nicht bewahrheitet, und das war neu für mich. Die Erfahrung, da ist jemand, der mir das Gefühl gibt, dass die Beziehung hält, auch wenn es etwas zu kritisieren gibt, hat mir sehr geholfen.

Zu den hilfreichen Erfahrungen, die ich in meinen stationären Therapien gemacht habe, zählt vor allem die Körpertherapie. In der Videokonfrontation ging es darum, mir Aufnahmen von mir selbst anzusehen: beim Gehen, Stehen, Sitzen – zunächst in Straßenkleidung, dann aber auch teilweise entkleidet. So konnte und musste ich mich damit konfrontieren, wie ich wirklich aussehe, wie dünn ich wirklich bin; und das ist etwas, was ich meistens gar nicht sehen kann und sehen möchte.

Eine weitere für mich wichtige Übung war die »Bindfadenübung«. Dabei ging es darum, einen Bindfaden in der Länge so abzuschneiden, dass er, wie ich glaubte, dem Umfang bestimmter Körperteile wie Handgelenk, Oberarm, Fußfessel, Oberschenkel, Hüfte, Bauch und Brust entsprach. Zu meiner Überraschung stimmte meine Einschätzung mit meinen wirklichen Körpermaßen überhaupt nicht überein. Ich war wesentlich dünner, als ich gedacht hatte. Bis ich das glauben konnte, musste ich ein paarmal nachmessen. Es war für mich beruhigend festzustellen, dass ich gar nicht so dick war, wie ich dachte; andererseits war es mir aber auch ein bisschen peinlich, dass ich schon wieder so »falsch« lag.

Bei beiden körpertherapeutischen Übungen wurde ich also damit konfrontiert, wie mein Körper wirklich ist. Das war hilfreich, die Wirkung war allerdings leider nicht von Dauer.

In meinen Therapien spielte immer auch die medikamentöse und medizinische Behandlung eine Rolle. Wenn meine Ängste zu groß wurden, haben Medikamente mir geholfen, zur Ruhe zu kommen, so dass ich mit der Therapie weitermachen konnte. Neben meinen Therapien waren es auch einschneidende Begegnungen, Erlebnisse und Entwicklungen in meinem Alltag, die mir geholfen haben: Sehr wichtig für mich war, dass ich einen sicheren Beruf habe, der mir Freude macht. Selbst wenn ich zwischendurch krank war – auch länger –, musste ich keine Angst haben, meine Arbeit zu verlieren. Ich weiß nicht, ob ich das alles geschafft hätte, wenn ich durch meine Krankheit meine Stelle verloren hätte, arbeitslos geworden und auf soziale Unterstützung angewiesen wäre.

Ich habe auch das Glück, in einer Nachbarschaft zu wohnen, in der sich leicht viele soziale Kontakte ergeben. Ich werde gesehen, ich werde einbezogen, und ich kann teilnehmen an dem bunten Leben um mich herum. Ich glaube, wenn ich in einer anonymen Hochhaussiedlung oder in einem genauso anonymen Vorstadteigenheim wohnen würde, dann wäre es schwerer, Wege aus meiner Krankheit zu finden. Durch das Zusammenleben mit meinen Nachbarn kann ich mich nicht viele Tage einfach zurückziehen, anderen aus dem Weg gehen und nur meine Krankheit leben. Immer wieder ist jemand da, der einfach nach mir fragt oder mit mir reden will.

Geholfen hat mir auch – bei allem, was schwierig war – meine Familie, insbesondere meine Eltern. Die Hilfe, die ich da erfahre, ist keine psychologische, aber eine Unterstützung in praktischen Dingen. Auch das macht es mir oft leichter, mit mir selbst und meinem Leben umzugehen.

Meine Freunde und Freundinnen, die ich nun schon seit Jahrzehnten kenne, gehören ebenfalls zu denjenigen, die mir geholfen haben. Sie haben mich durch die Veränderungen in meinem Leben und durch viele Krisen begleitet und sind – mal mehr, mal weniger – an meiner Seite gewesen. Meine Freunde sind eine Konstante in meinem Leben, und dies hat mir geholfen, mein Bild von mir selbst – mich selbst – nicht zu verlieren. Ich habe Freundinnen, die sich nicht scheuen, mir auch einmal richtig die Meinung zu sagen, wenn das nötig ist. Das tut zwar manchmal weh, aber es hilft.

Ein sicherlich sehr entscheidender hilfreicher Faktor in meinem Leben sind meine drei Kinder. In schlimmen Krankheitsphasen haben sie mich davon abgehalten, einfach »alles laufen zu lassen«. Das Wissen darum, dass ich für meine Kinder da sein will und da sein muss, hat mich dann veranlasst, bestimmte Grundstrukturen in meinem Leben und in meinem Alltag aufrechtzuerhalten. Meine Kinder erinnern mich aber nicht nur an die Verantwortung, die ich für sie habe. Ich liebe sie sehr, und ohne sie gäbe es für mich manchmal gar keinen Ort für Gefühle der Liebe.

Warum Essen so schwer ist

Wenn ich etwas esse, dann ist das mit einem Rattenschwanz von Gedanken, Empfindungen und Befürchtungen verbunden, die mir das Essen so schwer machen, dass ich dieser Situation am liebsten aus dem Weg gehe. Beispielsweise fühle ich mich sofort unförmig und kugelrund – das beginnt in meinem Bauch und breitet sich dann über Arme, Beine und das Gesicht aus. Ich empfinde Schwere, Lähmung und bin richtiggehend verzweifelt.

Eine Möglichkeit, meinen Körper dann besser zu ertragen, besteht darin, mich auf den Rücken zu legen und mich nicht zu bewegen, am besten mit einer kochendheißen Wärmflasche auf dem Bauch. Die Wärme ist eine Art Gegenreiz: Ich spüre meinen Körper kaum noch und kann abwarten, bis das unerträgliche Gefühl wieder vorbei ist. Aber ich fürchte mich immer schon vor dem nächsten Mal.

Ich hasse es, wenn »etwas« in mich hineinkommt, und noch viel mehr, wenn es drinnen bleibt.

Zu hungern ist attraktiv für mich. Es hilft mir nicht nur, das unerträgliche Körpergefühl zu vermeiden, sondern ist auch etwas, das ganz mir gehört und mir Macht verschafft: Ich kann etwas autonom und gänzlich unabhängig von anderen kontrollieren, steuern und beeinflussen.

Daneben betäubt das Hungern in mir noch ein anderes Gefühl, das wahrscheinlich jeder Mensch kennt: die tiefe Sehnsucht, so geliebt zu werden, wie ich bin. Etwas in mir hungert danach, vielleicht schon seit jeher – und nicht zu essen, den Hunger nach Nahrung zu besiegen, lässt mich diesen anderen Hunger nicht mehr spüren.

Wie es weitergehen soll: Meine Prognose

Wenn ich darüber nachdenke, wie es mit meinem Leben weitergeht, stellt sich mir unweigerlich die Frage: Werde ich irgendwann einmal ohne Magersucht leben?

Ich wünschte, ich könnte diese Frage ohne Weiteres mit Ja beantworten, aber das geht leider nicht. Ich vermute, dass ich mich in einigen Jahren vielleicht besser mit meiner Essstörung arrangiert haben werde, aber bin ich dann »gesund«? Vielleicht werde ich besser als heute in der Lage sein, die Dinge, die ich in meinen Therapien gelernt habe, konsequent und nachhaltig umzusetzen. Richtig gesund zu sein heißt für mich aber noch mehr: mich selbst liebevoll anzunehmen beispielsweise, mich nicht mehr so unter Druck zu setzen, nicht mehr zu glauben, »perfekt« sein zu müssen. Es würde auch heißen, zu meinem Körper Ja sagen zu können, und es würde heißen, mich in den Beziehungen zu mir wichtigen anderen Menschen getragen und gehalten fühlen zu können. Gesund werden hat, glaube ich, mit innerem Wachstum zu tun, die Essstörung überwinden mit dem Einhalten von Regeln und Normen eines »normalen« Verhaltens. Ob beides zusammen geht oder ob das eine das andere voraussetzt, das weiß ich jetzt noch nicht.

Lisa F. (18 Jahre): »Ich zeig' euch, wer stärker ist!«

Wie alles begann

Im Sommer 2007 – ich war damals 14 Jahre alt – fing eigentlich alles gar nicht mit dem Abnehmen an, sondern damit, dass meine Stimmung immer schlechter und ich immer unfreundlicher zu meinen Mitmenschen wurde.

Vor den Sommerferien habe ich mich dann entschlossen, fünf bis sechs Kilo abzunehmen, weil ich mich in meiner Haut so unwohl fühlte. Ich erinnere mich, dass ich schon sehr lange meinen Bauch zu dick fand und ihn schon als Kind z. B. beim Schwimmen immer eingezogen habe, damit andere nicht denken, ich sei dick.

Meine Diätpläne scheiterten in den ersten Wochen der Sommerferien, weil ich mit Freundinnen im Urlaub war und dort einfach nach Lust und Laune gegessen habe. Danach fuhr ich mit meiner Familie nach England, und wir verbrachten ein paar Tage in London. Dort haben wir sehr wenig gegessen, weil es sich einfach nicht angeboten hat und alles so teuer war, und danach habe ich die Situation genutzt und mir gesagt, jetzt kannst du ja auch einfach weitermachen. Ich hatte damals auch ziemlich Streit mit meiner Schwester, die sich aus meiner Sicht mir gegenüber immer als Mutter aufgeführt hat. Das hat mich so wütend gemacht, und vielleicht war es dann einfach eine Trotzreaktion, dass ich gesagt habe, jetzt esse ich nicht mehr.

Ich habe mich dann zwei Wochen lang von täglich drei Schälchen fettarmer Milch mit einem Apfel ernährt und habe in dieser Zeit auch tatsächlich meine fünf Kilo runterbekommen. Als ich das dann zu Hause sah, war ich überrascht und glücklich. Ich fand, dass ich nun wieder normal essen konnte.

Allerdings bin ich dann noch zwei Wochen auf eine Jugendfreizeit gefahren. Dort hatte ich große Angst, dass ich zu viel esse und dann der Jo-Jo-Effekt eintritt. Anscheinend habe ich dann aus dieser Angst heraus zu wenig gegessen – ich hatte ja auch kein Hungergefühl mehr und konnte das nicht mehr richtig einschätzen. Mein Jugendleiter hat mitbekommen, dass ich viel abgenommen hatte und nicht mehr viel aß. Er hat mich dann darauf angesprochen, mich gebeten, wieder mehr zu essen und mich auch vor einer Magersucht gewarnt. Ich habe mir dann gedacht, dass etwas dran sein muss, wenn selbst er es sagt, und mich bemüht, ein bisschen mehr zu essen. Aber eingesehen habe ich es nicht wirklich. Es war also wichtig, dass er mich darauf angesprochen hat, aber geholfen hat es nichts.

Nach diesen zwei Wochen wog ich wieder zwei Kilo weniger. Danach hat sich alles mehr oder weniger verselbstständigt. Ich kann mich an diese Zeit nicht mehr wirklich erinnern, aber es ging mit dem Gewicht immer weiter runter. Eines Tages stand meine Mutter dann in meinem Zimmer und fragte mich, was ich denn noch wiegen würde. Ich war damals bei ca. 46 Kilo bei einer Größe von 1,67 Meter. Da wurde meiner Mutter klar, dass ich Magersucht habe.

Meine Umwelt

Die Menschen in meiner Umgebung gehen mit meiner Krankheit ganz unterschiedlich um.

Bei meiner Großmutter ist es so, dass sie die Krankheit überhaupt nicht versteht. Egal, wie viel ich ihr erkläre oder erzähle, sie kann es einfach nicht verstehen. Deshalb kommen von ihr auch immer wieder Kommentare, über die ich mich furchtbar ärgere. Ständig bietet sie mir Essen an oder fordert mich auf, doch einfach zu essen – es sei doch so lecker und würde Spaß machen. Das macht mich nicht nur wütend, sondern vor allem auch sehr traurig. Ich weiß, dass es lecker ist und dass es Spaß macht zu essen, und wie gerne würde ich einfach so, ohne mir Gedanken machen zu müssen, essen können.

Wahrscheinlich können meine Großeltern diese Krankheit so wenig verstehen, weil sie im Krieg wirklich gehungert haben. Sie können nicht begreifen, dass man so etwas »freiwillig« macht.

Meine Geschwister äußern sich nicht oft zu dem Thema. Sie wissen, dass ich auf Kommentare immer gereizt reagiere und haben sich angewöhnt, eher nichts zu sagen. Vor allem mein Bruder behandelt mich eigentlich sehr normal, als hätte ich keine Essstörung. Klar, er fragt manchmal, wie es mir geht, aber ansonsten ist es wie früher, und wir verstehen uns sehr gut so. Ich bin bei ihm einfach ich und nicht die Essstörung.

Meine Schwester ist da anders. Sie kann es nicht begreifen, was ich da mit dem Essen veranstalte, und sagt dann oft Dinge, in die ich irgendetwas hineininterpretiere, was sie vielleicht gar nicht so gemeint hat. Aber dadurch entstehen oft Reibungen. Wenn sie nicht zu Hause, sondern in ihrer Wohnung ist, verstehen wir uns meistens sehr gut, weil dann die Essstörung nicht im Mittelpunkt steht, sondern eher normale Sachen. Wenn sie dann aber zu Besuch ist, bekommt sie mein Verhalten immer genau mit und wir streiten uns.

Meine Eltern sind mit dem Thema eigentlich am besten umgegangen. Ich konnte viel mit ihnen über meine Probleme reden und sie haben mich bei allem unterstützt. Beide haben sich über die Krankheit informiert, so dass sie nicht ganz ahnungslos mit mir geredet haben und schon einige Tücken und Probleme kannten.

Natürlich gab es aber auch Reibungen. Zeitweise konnte ich mich gar nicht mit meiner Mutter unterhalten. Ich habe jeglichen Kontakt zu ihr vermieden und ca. ein halbes Jahr lang gar nicht mit ihr geredet. Wenn ich dann aber in der Klinik war, war unsere Beziehung wieder sehr gut, wir haben oft telefoniert und sie hat mich besucht. Erklären kann ich mir das nicht so richtig. Vielleicht hatte ich manchmal das Gefühl, mit ihr in Konkurrenz um meinen Vater zu stehen. Ich habe ihn so sehr lieb, dass ich ihr das vielleicht nicht gönnen wollte, dass sie mit ihm zusammen ist. Aber, wie gesagt, ich weiß es nicht genau.

Vor allem mit meinem Vater habe ich viel Kontakt gehabt, wir haben fast jeden Tag gespielt, sind spazieren gegangen oder haben geredet. Aber auch mit meiner Mutter habe ich viel unternommen. Wir sind in die Stadt gegangen, haben uns da irgendwo in ein Café gesetzt, meine Mutter hat ein Eis gegessen und ich habe Cola light getrunken, und wir haben uns unterhalten.

Durch die Krankheit bin ich mit meinen Eltern viel mehr in Beziehung gekommen. Ich glaube, das ist etwas sehr Wichtiges, das dann aber nicht aufhören darf, wenn die Essstörung überstanden ist. Dass man diesen Kontakt verlieren könnte, wenn man die Essstörung aufgibt, macht, glaube ich, viel Angst, und es ist schwierig loszulassen.

Warum Behandlungen gescheitert sind

Als ich aus der Klinik kam, mit neuer Motivation und einem relativ normalen Gewicht, habe ich leider nicht direkt die ambulante Therapie angefangen. Ich war es einerseits satt, therapiert zu werden, habe andererseits aber auch lange gebraucht, um eine geeignete Therapeutin zu finden. Inzwischen denke ich, dass dies ein großer Fehler war. Man kommt aus einem geschützten Umfeld mit ganz anderem Alltag und muss dann mit allen Situationen alleine zurechtkommen.

Was geholfen hat

Geholfen hat mir zum einen vor allem der Klinikaufenthalt, wo ich gelernt habe, wieder zu essen, und zugenommen habe. In der Klinik wurde mir die Verantwortung für das Essen und Zunehmen abgenommen und ich musste kein schlechtes Gewissen haben, weil ich mir gegönnt habe, etwas zu essen. Das Essen war Teil der Therapie und außerdem Pflicht, so dass mir gar nichts anderes übrig blieb.

Die ambulante Therapie war für mich eine große Hilfe in Bezug auf mein seelisches Wohlbefinden, allerdings nicht so sehr in punkto Essen. Durch die Therapie habe ich vieles über mich gelernt, was ich sonst wahrscheinlich gar nicht oder erst viel später herausgefunden hätte. Ich kann jetzt besser meine Meinung vertreten und meine Gefühle ausdrücken.

Was am meisten geholfen hat, war, dass ich eingesehen habe, dass ich Hilfe brauche bzw. dass ich die Krankheit nicht mehr will und endlich gesund sein möchte. Erst wenn der eigene Wille wirklich da ist, ist ein Anfang zur Heilung getan und man hat Chancen, aus der Krankheit wieder herauszukommen.

Warum Essen so schwer ist

Essen bedeutet zunehmen, zunehmen bedeutet normal werden, normal sein bedeutet, nichts Besonderes mehr zu sein, einer unter tausend. Aber so richtig kann ich das doch nicht begreifen, warum Essen so schwerfällt, es ist ja eigentlich etwas Schönes und Genussvolles.

Wie es weitergehen soll: Meine Prognose

Wie es weitergehen soll? Wenn ich es mir aussuchen könnte, dann würde ich mir wünschen, dass ich so schnell wie möglich alle magersüchtigen Gedanken aus meinem Gehirn streichen kann und gesund bin.

Weil es aber so nicht funktioniert, stelle ich mir meine Zukunft eher so vor, dass ich wahrscheinlich noch lange mit der Magersucht kämpfen muss. Ich hoffe aber – und habe auch von anderen gehört, dass das geht –, dass ich irgendwann wieder ganz normal essen werde, ohne jeglichen schlechten Gedanken und mit viel Freude und Genuss. Das wünsche ich mir von ganzem Herzen und dafür lohnt es sich zu kämpfen, auch wenn es noch mal vier Jahre dauert. Ich stelle mir vor, dass ich genauso lange brauche, aus der Krankheit wieder rauszukommen, wie ich es auch »geschafft« habe, sie bei mir zu halten.

Harmloser Anfang – gefährliche Entwicklung

Wie kann man den Bericht von Lisa einordnen? Was ist das Übergreifende an ihrer, aber auch an Susannes Schilderung? – Zunächst fällt auf, dass der Beginn der Magersucht so harmlos ist: ein pubertäres Mädchen, das schon länger mit dem Gefühl aufwächst, sein Bauch sei etwas zu dick; ein Mädchen, das normal und genussvoll isst und, bezogen auf seinen BMI, vielleicht tatsächlich ein paar Kilo zu viel hat, beschließt in einer Situation, in der alle etwas weniger essen, abzunehmen. Der Entschluss, danach eigentlich wieder normal essen und das erreichte Gewicht halten zu wollen, scheitert allerdings. Auch die Ansprache des Betreuers in der Jugendfreizeit hilft nicht. Damit wird in dem Bericht von Lisa etwas deutlich, was uns alle Betroffenen schildern: Sie können gar nicht genau beschreiben, wie sie in die lebensbedrohliche Situation geraten sind, und oft sind es tatsächlich eher banal erscheinende Auslöser.

Wer in dieser Situation den Magersüchtigen aktive Bagatellisierung unterstellt, hat nicht verstanden, wie mächtig der Prozess der Verselbstständigung zunächst nicht weiter auffälliger Verhaltensweisen ist. Allerdings hätte man sich gewünscht, dass das Essverhalten von Lisa spätestens während der Jugendfreizeit bereits Anlass gewesen wäre, sie in Behandlung zu bringen.

Offensichtlich haben Lisa und Susanne sowohl im Zuge der klinischen wie auch der ambulanten Behandlung sehr viel von der Familiendynamik verstanden, in der sie gesteckt haben beziehungsweise noch stecken. Und auch daraus lässt sich etwas ableiten, was für viele der anorektischen Mädchen und ihre Familien gilt: die Schwierigkeit, sich in der sogenannten »Triade«, d. h. in der Dreierbeziehung zwischen Mutter, Vater und Tochter zurechtzufinden. Eindrücklich beschreibt Lisa, wie eine Zeit lang ihre Beziehung zu ihrer Mutter dann am besten ist, wenn sie aus der Klinik heraus täglich und intensiv mit ihr telefoniert, und immer dann schlechter wird, wenn sie zu Hause bei Mutter und Vater ist. Offensichtlich kommt sie in dieser Zeit mit ihrem Gefühl der Konkurrenz um die Zuwendung des Vaters, aber auch mit ihren Liebesgefühlen ihren Eltern gegenüber nicht gut zurecht. In dieser Phase verändert sich die Anorexie in ihrer Bedeutung, weil sie dafür sorgt, dass beide Eltern, die ganze Familie in ständiger Sorge um die Tochter bleiben, die sich in der Folge nicht mehr recht vorstellen kann, auf die Aufmerksamkeit zu verzichten, die die Krankheit ihr gewährleistet. Hat sich diese Situation erst einmal verfestigt, sollte ihre – in der Regel schwierige – Auflösung eines der Kernanliegen der therapeutischen Arbeit bilden.

Kapitel 6
»Früher gab's das nicht!«
Die Geschichte der Magersucht

Was glauben Sie: Wie lange gibt es die Magersucht schon? Sicherlich würden die meisten Menschen die Krankheit erst im 20. Jahrhundert ansiedeln. Doch zu Unrecht: Magersucht gab es auch schon in früheren Jahrhunderten – nur war es damals schwieriger, eine differenzierte Diagnose zu stellen, denn die in Kapitel 2 beschriebenen Diagnosesysteme gab es noch nicht. So wurde die Magersucht häufig mit anderen Krankheiten verwechselt, etwa mit der Depression oder der Tuberkulose: Beide Krankheiten können ebenfalls zu einer starken Gewichtsabnahme führen.

Franz Kafka hat in seiner erstmals 1922 erschienenen Erzählung *Ein Hungerkünstler* auf beeindruckende Weise eine gestörte Kommunikation beschrieben, wie es sie auch zwischen Magersüchtigen und den Menschen ihrer Umgebung gibt. Kafkas Hungerkünstler, der in einem Käfig zur Schau gestellt wird, leidet darunter, dass die anderen ihn nicht verstehen. Kurz vor seinem Tod verrät er einem seiner Aufseher, warum er nichts essen kann: weil er nicht die Speise gefunden hat, die ihm schmeckt. »Hätte ich sie gefunden, glaube mir, ich hätte kein Aufsehen gemacht und mich voll gegessen wie du und alle.«[3]

Niemand, so können wir schließen, war in der Lage, dem Hungerkünstler zu geben, was er brauchte. Was genau das sein könnte, lässt die Erzählung offen. Magersüchtigen geht es vielfach ähnlich: Sie können nicht sagen, welche »Speise« – im übertragenen Sinne – ihnen fehlt.

Kafka schildert auch, wie »besonders« sich der Hungerkünstler fühlt, wie es ihm gelingt, seinen eigentlich bedauernswerten und lebensbedrohten Zustand umzuwandeln in eine Exklusivität, die ihn fast zu einem Auserwählten macht. Was immer sie auch tun, seine Aufseher können es ihm nie recht machen. Die Situation erinnert an Magersüchtige, die alles ablehnen, was sie am Leben halten könnte – ein Zustand, der verstehbar vielleicht nur für Menschen ist, die selbst schon einmal länger gefastet haben und wissen, in welche Euphorie einen das Abgehobensein von »niederen« Bedürfnissen versetzen kann.

Der Hungerkünstler in seinem Käfig kann auch als Metapher für die Verschlossenheit und Isolation eines Menschen gesehen werden, der an Magersucht leidet.

Es gibt zudem auch historische Quellen, beispielsweise Kirchenbücher, die Essstörungen beschreiben – sie datieren teilweise bis ins 9. Jahrhundert zurück. So findet sich etwa die Beschreibung einer jungen Bäuerin, die unter starken Essanfällen leidet und sich dafür so sehr schämt, dass sie als Buße sechs Wochen lang fastet. Nach drei Jahren, so fährt die Quelle fort, hat sie immer noch nichts gegessen. Was damals als Wunder ausgerufen wurde, würden wir heute sicherlich als einen Fall von Magersucht beschreiben.

Auch der selbst auferlegte weitgehende Essens- und Schlafentzug der Katharina von Siena (1347–1380) kann als Beschreibung einer Essstörung gelesen werden: Katharina beschloss im Alter von sieben Jahren, kein Fleisch mehr zu essen und beschränkte sich ab dem Alter von 15 bis zu ihrem Tod mit 33 Jahren auf Brot, Kräuter und Wasser.

In den historischen Beschreibungen, die an Magersucht denken lassen, hat der Essensentzug jedoch vielfach einen religiösen Hintergrund. Das Fasten war kein Selbstzweck, sondern Gott geweiht.

Moderne Magersüchtige suchen im Nahrungsentzug nicht den Dialog mit Gott, sondern ganz im Gegenteil einen Zustand absoluter Unabhängigkeit, wenn man so will: eine Art Quasi-Göttlichkeit, in der sie die vollkommene Verfügungsgewalt über ihren Körper und seine Bedürfnisse haben.

Der englische Arzt Richard Morton hat im Jahre 1686 die erste detaillierte Beschreibung eines Falls von »nervöser Schwindsucht« geliefert: die völlige Ausgezehrtheit einer jungen Frau, zu der man ihn rief, beschrieb Morton als Folge von Sorgen, Überbelastung und allzu großer elterlicher Autorität. Als die Frau einige Monate später starb, zeigte sich, dass sie sich durch die Nahrungsverweigerung gegen das Gebot ihres Vaters gestellt hatte, einen Mann zu heiraten, den sie nicht wollte.

Erst 200 Jahre später beginnt die moderne Geschichte der Magersucht. In den fast gleichzeitig durchgeführten Arbeiten des Engländers William Withey Gull in den Jahren 1868 bis 1874 und des Franzosen Ernest-Charles Lasègue (1873) wurde die Krankheit als »Anorexia nervosa« und »hysterische Anorexia« bezeichnet.

Lasègue beschreibt eine Kranke, die sich lebhaft und mit allen Argumenten gegen das Essen wehrt. Ihre Angehörigen schwanken zwischen Bitten und Drohen; die Nahrungsverweigerung wird nach und nach zum alles beherrschenden Gesprächsthema. So bildet sich »allmählich eine Art von Atmosphäre um die Kranke, die sie einhüllt und der sie an keiner Stunde des Tages entkommt. Die Freunde gesellen sich zu den Eltern, jeder trägt zum gemeinsamen Werk bei.«[4]

Die Behandlung der Magersucht erfolgte im 19. Jahrhundert nach den Grundsätzen Ordnung, Autorität und Bestrafung. Die PatientInnen wurden eingesperrt, zur Ruhe verpflichtet, zwangsernährt und schließlich medikamentös ruhiggestellt. Heute wissen wir, dass dies dem Bedürfnis der Erkrankten nach Autonomie und Kontrolle zuwiderläuft.

Noch Otto Binswanger, der auch Friedrich Nietzsche psychiatrisch behandelte, schildert, wie er einer 18-Jährigen, die bei Einlieferung in die Klinik 45 Pfund wog, »unter fortwährendem Weinen und Sträuben« Nahrung einflößte, bis sie »nach zwei Jahren 108 Pfund wog und sich verheiraten konnte«.[5]

Insgesamt allerdings ließen die damaligen Behandlungserfolge wohl nicht nur aus heutiger Sicht sehr zu wünschen übrig, so dass sich im Verlauf der zweiten Hälfte des 20. Jahrhunderts zunehmend Konzepte durchsetzen konnten, die die unterschiedlichen körperlichen und seelischen Aspekte der Krankheit mehr berücksichtigten. Dennoch sollte man die Behandlungsansätze früherer Zeiten nicht vorschnell als falsch oder menschenverachtend abtun, sondern als Ausdruck des jeweils zur Verfügung stehenden Wissens verstehen. Hier soll zu bedenken gegeben werden, dass sich in den letzten 20 Jahren unser Verständnis der Anorexie noch einmal dramatisch gewandelt hat: Während wir noch zu Beginn der 1990er-Jahre davon ausgingen, dass eine gestörte Mutter-Tochter-Beziehung primäre Ursache der Magersucht sei, wissen wir heute aufgrund aktueller Forschungsergebnisse sehr viel mehr darüber, wie sich das Krankheitsgeschehen der Anorexie auch im Rahmen einer unbeeinträchtigten Mutter-Tochter-Beziehung entwickeln kann. Heute sind wir uns bewusst, dass wir jeden Einzelfall individuell beurteilen und verstehen müssen.

Ähnlich wie in Kafkas »Hungerkünstler« tritt auch in den historischen Beschreibungen der Magersucht die Schwierigkeit der Außenstehenden zutage, sich in die Krankheit einzufühlen. Die Essenden und die Nicht-Essenden sind wie durch einen unsichtbaren Graben voneinander getrennt.

Magersucht gestern und heute

Wir können davon ausgehen, dass es zu allen Zeiten Menschen mit Magersucht gegeben hat. Weil allerdings in früheren Jahrhunderten das Nahrungsangebot für alle Teile der Bevölkerung keineswegs immer so gesichert war, wie es heute in westlichen Ländern der Fall ist, sind die Magersüchtigen in Zeiten allgemeinen Hungers sicherlich weniger aufgefallen als heute.

Magersucht findet nicht im luftleeren Raum statt. Vielmehr ist sie in hohem Maße mit gesellschaftlichen Normen und Entwicklungen verknüpft. Dass heute die Möglichkeit einer differenzierten Diagnostik zur Verfügung steht, kann – wie bei vielen psychischen oder psychosomatischen Erkrankungen – als Ausdruck einer genaueren und ganzheitlicheren Sicht auf den Menschen verstanden werden.

Andererseits gibt es seit den 1970er-Jahren Veränderungen im Frauenbild westlicher Gesellschaften, die möglicherweise eine der Grundlagen dieser Störung bilden (mehr dazu an späterer Stelle). Nach wie vor stellen die westlichen Industrienationen in Europa und den USA den höchsten Anteil der Erkrankten. Auch wenn der direkte Rückschluss etwa von der Magermodel-Ästhetik auf die Magersucht nur sehr bedingt zutrifft, darf man annehmen, dass die Lebensumstände und gesamtgesellschaftlichen Erwartungen, unter denen junge Menschen im Westen aufwachsen, bei der Entwicklung der Krankheit eine Rolle spielen.

Die klassische Magersucht-Patientin ist das (weiße) Mädchen westlicher Prägung, häufig aus der Oberschicht, das sich hohen elterlichen und schulischen Leistungsanforderungen gegenübersieht. Entscheidend ist jedoch nicht, woher jemand kommt, sondern wie er oder sie sozialisiert wird. Gerade bei Migrantenfamilien, die in die westliche Kultur einwandern, kann der Anpassungsdruck besonders hoch sein und den Einstieg in die Krankheit begünstigen. So erklärt sich, dass auch in den westlich orientierten Ländern anderswo auf der Welt – besonders in Asien – die Essstörungen zunehmen.

Nur wer schlank ist, ist auch gut?

Schon die 1960er-Jahre waren geprägt durch den Spruch »Wer schön sein will, muss schlank sein«. Was »schlank« bedeutet, wurde in den darauffolgenden Jahrzehnten immer strenger definiert. Inzwischen wird unser Schönheitsideal maßgeblich mitgeprägt durch abgemagerte Models, die uns mit dem leeren Blick der Unterernährten aus den Zeitschriften entgegenstarren. Auch wenn es inzwischen Initiativen gibt, die eine Vermittlung minderjähriger und akut anorektischer Mädchen auf die Laufstege der Welt zu verhindern suchen, bleibt der Anteil an Essstörungen – insbesondere Anorexie und Bulimie – in der Welt der Models besonders hoch.

Führen wir uns einmal vor Augen: Marilyn Monroe, das Schönheitsidol der 50er-Jahre, hatte einen BMI von um die 20. Der durchschnittliche BMI der amerikanischen Topmodels liegt gegenwärtig bei 17,3; Modelstar Heidi Klum wiegt 54 Kilogramm bei einer Größe von 1,77 Meter, was einen BMI von 17,2 ergibt. Bei ihrer Castingshow »Germany's next Topmodel« schieden im Jahre 2008 Kandidatinnen wegen zu hohen Gewichts aus, die einen BMI von 16,8 hatten. Und schon in den 60er-Jahren hatte Kultfigur Twiggy mit 42 Kilogramm bei 1,70 Meter Körpergröße einen BMI von 14,5 – immerhin noch etwas mehr als das durchschnittliche italienische Model heutzutage (BMI 14,0).

Wenn wir heute über unseren Körper oder unser Körpergefühl reden, kommen wir nicht umhin, auch darüber zu sprechen, welche Macht die Schönheitsindustrie über uns gewonnen hat. Ganze Branchen sind damit beschäftigt, unser Körperbild zu hinterfragen und zu »destabilisieren«, damit wir ihren Produkten zugeneigt sind. Das gilt für Kosmetikkonzerne ebenso wie für die Hersteller von Diät-Nahrungsmitteln, die Pharmaindustrie und nicht zuletzt die Schönheitschirurgie. Das Ziel heißt »Perfektion«, wobei ein vollkommenes Äußeres gleichgesetzt wird mit Erfolg in allen anderen Lebensbereichen. Perfekt ist allerdings bislang vor allem die Gewinnentwicklung der beteiligten Industriezweige. Wissenschaftliche Untersuchungen zeigen, dass 90 Prozent aller Frauen etwas an ihrem Körper auszusetzen haben und gern verändern würden. Es wäre jedoch falsch, dieses Ergebnis im direkten Rückschluss der Schönheits- und Modeindustrie anzulasten. Unzufriedenheit mit sich selbst hat in erster Linie mit einem Mangel an Selbstbewusstsein zu tun. Die Werbung allerdings, die uns dazu anhält, auf vielfache Weise an unserem Äußeren zu arbeiten, kann diesen Mangel noch verstärken.

Neben dem messbar strengeren Schönheitsideal ist auch der Jugendkult unserer Zeit ein durchaus problematisches Phänomen. Älter zu werden gilt als Makel; der Körper soll so lang wie möglich straff, wohlgeformt und fit bleiben. Eine ganze Generation trachtet danach, das Älterwerden aufzuschieben. An ihrer Kleidung kann man Eltern und Kinder schon seit einiger Zeit kaum noch unterscheiden. Falten und andere Spuren des Lebens, so scheint es, machen Angst.

Warum ist es so schwer, sich dem Druck der äußeren Erwartungen an Jugendlichkeit und Schönheit zu entziehen? Wie es aussieht, sind Frauen – und zunehmend auch Männer – psychisch darauf angewiesen, ihren subjektiv als ungenügend empfundenen inneren Selbstwert mit äußeren Attributen zu erhöhen.

Der zwiespältige Wohlstand

In zwei Weltkriegen haben die Deutschen das Hungern auf grausame Art kennengelernt. Allerdings scheint es, als könnten gerade die 50er-Jahre in der Geschichte der Essstörungen eine kritische Periode gewesen sein. Der Mangel des Krieges war überwunden, es gab wieder genug zu essen, und die Parole lautete: »Wohlstand für alle«. Anders als heute war Leibesfülle kein Makel, sondern fast schon ein Statussymbol. Es war der Beginn der Überflusskultur, in der wir bis heute leben.

Psychische Befindlichkeiten waren kein Thema. Die Zeit des Nationalsozialismus wollte man hinter sich lassen. Der Wiederaufbau wurde vorangetrieben; die Frauen, die ihn unmittelbar nach Kriegsende begonnen hatten, zogen sich ins Häusliche zurück. Ein gut geführter Haushalt, der fast nichts zu wünschen übrig ließ, stand hoch im Kurs.

Erst die 60er-Jahre brachten einen Umschwung, mit neuer Musik, anderen Frisuren, einer neuen Mode und zunehmendem Widerstand gegen die bisherigen Regeln vor allem von Seiten der jungen Generation.

Gleichzeitig wurden die ersten negativen Folgen des neuen Wohlstands sichtbar. Herz-Kreislauf-Erkrankungen nahmen infolge des Bewegungsmangels und der Überernährung stetig zu. Mit Beginn der 70er-Jahre kam die Trimm-Dich-Bewegung auf und machte die Forderung nach regelmäßiger sportlicher Betätigung gesellschaftsfähig. Bis heute gibt es in Naherholungsgebieten Trimm-Dich-Pfade (die inzwischen meist anders heißen) mit kleinen Tafeln, auf denen steht, was wir sportlich tun sollten. Die Aktion »Trimm Dich« lief, geleitet vom Deutschen Sportbund, in fünf Themenzyklen bis 1994.

Die Frauen hatten in den 60er-Jahren dafür gekämpft, nicht mehr nur für Küche und Kinder zuständig zu sein. Mit der Abgrenzung von der Nachkriegsgeneration entwickelte sich ein neues Frauenbild, das zwar mehr Freiheit und Selbstbestimmung zulässt, aber auch mehr von den Frauen fordert. Schlank, sportlich, beruflich erfolgreich sollten und sollen sie sein, aber nach wie vor auch gute Mütter und Partnerinnen. Wie diese verschiedenen Erwartungen sich jeweils konkret darstellen, zeigt ein Blick in die gängigen Frauenzeitschriften, die in ihren Artikeln pro Ausgabe jeweils etwa zu einem Drittel die drei großen Themenbereiche Mode/Schönheit, Beruf/Karriere und Familie/Partnerschaft abdecken.

Ernährung und Nahrung sind immer noch primär Frauensache. Frauen sollen andere gut ernähren, selbst aber einem Schönheitsideal entsprechen, das ihrem Körperbau mehrheitlich widerspricht – ein Problem, das sich mit Disziplin und Bodystyling lösen lasse, wie uns die Werbung und Teile der öffentlichen Meinung suggerieren. Dass Bilder (scheinbar) makelloser Frauenkörper auf Mädchen und junge Frauen eine demotivierende und selbstwertschwächende Wirkung haben, ist durch Studien erwiesen.

Mit oft enormer Anstrengung versuchen Frauen, den widersprüchlichen Erwartungen zu entsprechen, die an sie gerichtet werden: liebevolle Mutter und entspannte Geliebte, Karriere- und gute Hausfrau, Selbstverwirklichung und zugewandte Warmherzigkeit sollen unter einen Hut gebracht werden. Oft genug wird der Körper zum Austragungsort des Kampfs um Selbstwert und Anerkennung: »Wenn ich nur dünn genug bin, bin ich schöner, begehrenswerter, es wird mir besser gehen und ich werde glücklich(er) sein!«

Schlank = schön = intelligent = erfolgreich. All das wünschen sich junge Mädchen, und viele sehen in einer Reduzierung ihres Gewichts diese Ziele verwirklicht.

Teil II
Welche Wege führen aus der Krankheit?

Kapitel 7
Ohne sie geht es nicht: die ärztliche
und psychotherapeutische Behandlung

Warum musste es so weit kommen?
Warum musste ich so lange warten?
Warum musste ich noch so lange durchhalten?

Hätte ich doch schon früher kommen können!
Wäre ich doch nicht so tief abgerutscht!
Hätte mir doch jemand früher geholfen!

Warum, weshalb
Hätte, wäre
Darum geht es jetzt nicht mehr
Jetzt heißt es kämpfen
GEDICHT EINES MAGERSÜCHTIGEN MÄDCHENS

Aus dem bisher Gesagten dürfte deutlich geworden sein, dass es für die
Betroffenen und ihre Familien allein schwierig bis unmöglich ist, den
Weg aus der Krankheit zu finden. Magersucht ist eine schwere Erkrankung, die bei einem nicht unerheblichen Prozentsatz der Betroffenen
chronisch verläuft. Magersüchtige können nicht »einfach« wieder anfangen zu essen. In der Regel sind sie zu tief in den bereits geschilderten
Teufelskreis der Krankheit verstrickt. Für die Eltern wiederum ist es
schwierig, angesichts der Angst, das eigene Kind verhungern zu sehen,
einen »neutralen« Standpunkt einzunehmen, wie er für die Behandlung
der Magersucht wichtig ist.

Die Magersucht zu behandeln erfordert für jeden einzelnen Fall ein
Gesamtkonzept, das alle Bestandteile der Therapie umfasst. Der Weg
aus der Krankheit kann mehrere Jahre dauern, und die Behandlung
sollte an verschiedenen Aspekten ansetzen: Wir haben gesehen, dass Magersucht keine »eindimensionale« Krankheit ist, die durch eine Behandlung der Symptome geheilt werden könnte. Eine rein körperlich (soma-
tisch) ausgerichtete Therapie mit Gewichts- und Laborkontrollen reicht
ebenso wenig aus wie eine rein psychotherapeutische Behandlung. Es

braucht beides. Somatische und psychotherapeutische Behandlung sollten ineinandergreifen und einander ergänzen. Besonders die psychotherapeutische Arbeit erfordert es, dass der Therapeut, die Therapeutin den oder die Betroffene versteht, sich in seine/ihre Situation und Motivationslage einfühlen kann.

Erwachsene Frauen, die an Magersucht leiden, haben bereits eine mehrjährige Krankheitsgeschichte hinter sich. Die Krankheit ist chronifiziert. Das erschwert eine erfolgreiche Behandlung; andererseits ist die Motivation, wieder gesund zu werden, bei erwachsenen Magersüchtigen oft stärker ausgeprägt. Sie haben die jahrelangen Qualen satt und möchten sich ihren Lebensweg nicht noch weiter verbauen. Freundschaften und die Beziehung zum Partner haben gelitten, und viele der erwachsenen Patientinnen sehen, dass es hinter der Magersucht noch andere Krankheiten gibt, etwa eine Depression. Ihnen wird deutlich, dass es nicht mehr nur um die Überwindung der Magersucht geht.

Trotz dieser erschwerenden Faktoren gibt es auch für erwachsene Magersüchtige die Möglichkeit, aus der Essstörung herauszukommen. Günstige Faktoren für eine Heilung sind neben der höheren Motivation auch die im Vergleich zu jugendlichen Betroffenen größere Autonomie vom Elternhaus und die bessere Krankheitseinsicht.

Die »American Psychiatric Association Workgroup«, eine Fachgesellschaft für Psychiatrie, hat anhand des heutigen Forschungsstandes die folgenden acht Ziele für die Behandlung einer Anorexia nervosa entwickelt:

1. Die Betroffenen sollten wieder ihr Normalgewicht erreichen.
2. Die körperlichen Folgeerkrankungen sollten behandelt werden.
3. Bei den Betroffenen soll die Motivation gesteigert werden, sich behandeln zu lassen.
4. Die Betroffenen sollen in einer Weise über ihre Krankheit informiert werden, dass sie ein Verständnis für ihr Essverhalten und für Ernährung entwickeln (Psychoedukation).
5. Die dysfunktionalen, krankmachenden Gedanken, Gefühle und Einstellungen im Zusammenhang mit der Essstörung sollen sich verändern.
6. Psychiatrische Erkrankungen, die die Magersucht begleiten, wie z. B. depressive Verstimmungen, Impulskontrollstörungen, abhängige oder selbstunsichere Persönlichkeitsstörungen, sollen ebenfalls behandelt werden.
7. Die Familien der Betroffenen sollten unterstützt werden.
8. Rückfällen soll vorgebeugt werden.

Zu Beginn einer jeden Behandlung – sei sie ambulant oder stationär – wird die Ärztin, der Therapeut die Betroffenen zu ihren Ernährungsgewohnheiten befragen. Dies dient der Erstellung eines sogenannten »Ernährungsprotokolls«: Was wird wann und in welcher Menge gegessen? Es ist sinnvoll, dabei auch gleich ein »Trinkprotokoll« mit zu erstellen, da gerade junge Anorektikerinnen sehr wenig trinken und dies lebensgefährlich werden kann.

Die Betroffenen sollten über etwa zwei Wochen ein »Ernährungstagebuch« schreiben. Sie sollten dabei auch notieren, ob Essen nur im Rahmen bestimmter ritualisierter Verhaltensweisen möglich ist und ob sie sich nach dem Essen erbrechen.

Auf der Basis dieses Ernährungsprotokolls kann errechnet werden, wie viele Kalorien der oder die Betroffene noch zu sich nimmt – eine wichtige Information zum Erstellen eines Essensplans. In der Regel sind es unter 1000 kcal pro Tag, bei vielen PatientInnen sogar deutlich unter 500 kcal.

Der Essensplan orientiert sich an dieser Kalorienzahl. Je nach Schwere der Essstörung und des Gewichtsverlustes umfasst er fünf bis sechs Mahlzeiten. Es ist wichtig, in diesen Plan auch die »verbotenen« kalorienreichen Speisen mit einzubauen: gerade diese Speisen sind es, die bei den Betroffenen Essattacken auslösen, die den Einstieg in eine Bulimie bedeuten können – häufig ist es dann für die Betroffenen sehr schwer, aus dem Teufelskreis von nicht essen, essen und erbrechen wieder herauszukommen. Aus demselben Grund ist es wichtig, dass der Essensplan Zwischenmahlzeiten vorsieht: So können Heißhungerattacken vermieden werden.

Welches Gewicht sollten die PatientInnen wieder erreichen? Das »Zielgewicht« – so der Fachausdruck – sollte bei Kindern und Jugendlichen die 25. Altersperzentile sein. Das heißt, sie sollten mindestens ebenso viel wiegen wie 25 Prozent der Gleichaltrigen bei gleicher Größe. Bei Erwachsenen sollte ein BMI von 18,5 angestrebt werden. Übrigens ist es nicht unbedingt sinnvoll, eine Patientin gleich zu Beginn der Therapie mit diesem Zielgewicht zu konfrontieren – wahrscheinlich ist, dass es ihr nur als unerreichbare Hürde erscheinen wird. Stattdessen kann es hilfreich sein, Magersüchtige in der Therapie Schritt für Schritt an ihr Zielgewicht heranzuführen. Dadurch ergeben sich Zwischenziele: Sie zu erreichen ist ein Erfolgserlebnis, das zum »Dranbleiben« motiviert. Bei einer ambulanten Therapie sollten die PatientInnen wöchentlich 300 Gramm zunehmen, bei einer stationären Therapie 500 bis 1000 Gramm. Es ist sehr wichtig, dass die Betroffenen langsam und stetig zunehmen. Nur so kann das sogenannte Refeeding-Syndrom vermieden werden: Es tritt ein, wenn der Körper vom Hungerstoffwechsel (vgl. dazu Kapitel 2) wieder zum normalen Stoffwechsel zurückkehrt. Der Körper läuft dann nicht mehr auf Sparflamme, sondern nimmt seine normalen Funktionen wieder auf. Natürlich ist dies grundsätzlich erfreulich und wünschenswert. Wenn der Wechsel zurück zum normalen Stoffwechsel aber zu schnell erfolgt, setzen komplexe biochemische Prozesse ein, die dazu führen, dass sich im Blut plötzlich viel zu wenig Elektrolyte (z. B. Kalium, Magnesium und Phosphat) befinden, während in den Zellen zu viel davon vorhanden ist. Dieses Ungleichgewicht kann lebensgefährlich sein und beispielsweise zu Krämpfen, Herz- oder Atemstillstand führen.

Was Haus- und Kinderärzte tun können

Neben Eltern, eventuell Lehrerinnen und Lehrern, bei erwachsenen Magersüchtigen auch Kolleginnen und Kollegen, sind Kinder- und HausärztInnen die Ersten, denen etwas auffällt. Was sollten sie tun, wenn eine Patientin, ein Patient auffallend dünn ist, immer noch mehr abnimmt und mögliche andere Ursachen dieser Gewichtsabnahme ausgeschlossen wurden?

Für das erste Ansprechen einer möglichen Magersucht-Erkrankung gilt im Wesentlichen das, was in Kapitel 11 nachzulesen ist. Der Haus- oder Kinderarzt sollte darüber hinaus eine körperliche Bestandsaufnahme vornehmen. Gewogen werden sollten die PatientInnen dabei nur im entkleideten Zustand. Magersüchtige beweisen häufig großes Geschick, wenn es darum geht, ihr Gewicht zu manipulieren, beispielsweise, indem sie Gewichte in den Schuhen tragen. Möglich ist auch, dass die PatientInnen »vortrinken« – in der Klinik haben Magersüchtige am Tag der Aufnahme nicht selten ein höheres Gewicht als zwei Wochen später, weil teilweise bis zu sechs Liter vorgetrunken wurden. Hilfreich kann hier die Bestimmung des sogenannten »spezifischen Gewichtes« sein, bei der man die Konzentration des Urins misst: Je verdünnter der Urin, desto höher die Wahrscheinlichkeit, dass viel Flüssigkeit getrunken wurde.

Wichtig ist auch, den PatientInnen zu vermitteln, dass bei einer Magersucht auch eine noch so geringe Gewichtsabnahme bedeutet, dass sie ihre Krankheit nicht im Griff haben und dass es daher sinnvoll ist, an einen stationären Klinikaufenthalt zu denken, wenn weiter abgenommen wird. Für viele Betroffene ist dies ein »Warnschuss«, nach dem sie glaubhaft vermitteln, dass sie es auf alle Fälle alleine schaffen wollen und können. Nehmen Sie dies ernst, aber behalten Sie den Patienten, die Patientin im Auge: Wenn er oder sie weiter abnimmt, schafft er/sie es nicht, allein aus der Krankheit herauszukommen.

Blutbild und Herzschlag sollten regelmäßig kontrolliert werden, ebenso der Elektrolytgehalt des Blutes. Bei einem zu niedrigen Puls sollte wiederum frühzeitig an einen Klinikaufenthalt gedacht werden. Mindestens ebenso gefährlich ist es, wenn der BMI unter 15 liegt oder der/die PatientIn weniger wiegt als 97 Prozent der AltergenossInnen. Dann kann man davon ausgehen, dass sich im Herzbeutel bereits Wasser angesammelt hat, so dass das Herz in seiner Funktion beeinträchtigt ist. Wenn die/der Magersüchtige unter dem bereits erwähnten Bewegungsdrang leidet, ist dies lebensgefährlich.

Vergessen Sie nicht: Je frühzeitiger die Behandlung beginnt, desto besser sind die Erfolgschancen.

Kapitel 8
Die ambulante Behandlung

Eine Magersucht kann immer dann ambulant behandelt werden, wenn die Krankheit noch nicht so weit fortgeschritten ist, dass an einem Krankenhausaufenthalt kein Weg vorbeiführt. Der BMI sollte mindestens über 16 liegen bzw. dem BMI von mindestens 10 Prozent der AltersgenossInnen entsprechen; der körperliche Allgemeinzustand sollte stabil sein und der/die Betroffene sollte nicht an einer weiteren psychiatrischen Erkrankung leiden. Von vornherein klar sein sollte, dass »ambulant« nicht gleichbedeutend ist damit, dass ärztliche und therapeutische Behandlung weitgehend außen vor bleiben und das Ganz in »Eigenregie« erfolgt. Die wöchentliche Kontrolle der Gewichtszunahme beispielsweise muss durch einen Arzt erfolgen, ein Essensplan allein reicht nicht aus. Vielmehr sollte in jedem Fall eine Psychotherapie die Gewichtszunahme begleiten, allein schon deshalb, weil die Betroffen sich natürlich auch bei einer ambulanten Therapie Fragen gegenübersehen, die Angst machen können: »Wollen die mich total umkrempeln?« – »Muss ich jetzt ein ganz anderer Mensch werden?« – »Wie soll es weitergehen im Verhältnis zu meinen Eltern?«

So paradox es für Außenstehende klingen mag: Eine Krankheit wie Magersucht gibt dem Leben der von ihr Betroffenen in gewisser Weise eine Struktur, an die man sich halten kann, und damit auch eine Art von Sicherheit. Der Entschluss, diese Krankheit nicht mehr haben zu wollen, bedeutet auch, sich von dieser Sicherheit verabschieden zu müssen. Auch das macht Angst, über die nicht einfach hinweggegangen werden kann. Der Abschied von der Magersucht bringt ein Auf und Ab intensiver, oft ambivalenter Gefühle mit sich, bei dem die PatientInnen professionellen Beistand brauchen – Menschen, die ihnen zeigen, wie sie mit diesen Gefühlen konstruktiv umgehen können.

Sinnvoll ist auch der regelmäßige Besuch bei einer Ernährungsberaterin – das geht einzeln oder in einer Gruppe mit anderen Betroffenen.

Wer sich mit der Magersucht befasst, findet meist schnell heraus, dass es eine Vielzahl von TherapeutInnen gibt und auch zahlreiche Therapieeinrichtungen. Wie findet man den oder die Richtige; woher weiß man, welche der angebotenen Therapierichtungen am besten passt?

Die unterschiedlichen Therapieformen möchten wir im nächsten Kapitel kurz vorstellen. Unabhängig davon, welcher Therapierichtung ein Therapeut, eine Therapeutin folgt, ist es zentral, dass man sich mit ihm oder ihr versteht, dass die »Chemie« stimmt. Dann stehen die Chancen für einen Erfolg der Behandlung gut.

Die erste Empfehlung kommt in der Regel vom Arzt oder von einer Beratungsstelle. Es ist sinnvoll, eine Therapeutin auszuwählen, die sich in der Behandlung von Essstörungen auskennt. Listen solcher TherapeutInnen gibt es bei den Krankenkassen und Beratungsstellen, inzwischen aber auch im Internet.

Im Rahmen sogenannter »probatorischer Sitzungen« kann man sich bis zu fünf TherapeutInnen anschauen, bevor man sich entscheidet. In Deutschland übernehmen die Krankenkassen die Kosten für eine Verhaltenstherapie, eine tiefenpsychologisch orientierte Psychotherapie oder eine Psychoanalyse – vorausgesetzt, Therapeut oder Therapeutin besitzen eine Kassenzulassung. Nicht übernommen werden z. B. Körper- oder Kunsttherapie.

Es ist sinnvoll, zwei- oder dreimal zu einem Therapeuten zu gehen, bevor man sich endgültig entscheidet. Beim ersten Termin ist man oft so aufgeregt, dass man die Hälfte von dem vergisst, was man eigentlich sagen wollte. Oder man ist durch die ungewohnte Situation zunächst einmal gehemmt.

Hat man dann die richtige Person gefunden, wird es mit der Zeit immer einfacher, von sich selbst und den eigenen Problemen zu sprechen. Viele Betroffene warten dann sogar regelrecht auf den nächsten Termin beim Therapeuten, bei dem man sagen kann, was einen belastet und quält, aber auch, was gut läuft, worauf man stolz ist und was einen freut.

Ziel einer Therapie ist zunächst einmal, dass die Betroffenen besser verstehen, was sie umtreibt und was zum Ausbruch der Krankheit geführt hat. Eine erfahrene Therapeutin wird von ihrer Patientin nicht verlangen, dass diese ihr Verhalten – womöglich von heute auf morgen – grundlegend ändert. Auf dem Weg aus der Krankheit ist für die Betroffenen oft schon hilfreich, dass ihnen jemand in Ruhe zuhört. Und häufig sind es keine bahnbrechenden Ereignisse, die den Heilungsweg ebnen, sondern vergleichsweise unspektakuläre: beispielsweise, einer Schulkameradin offen zu sagen, was den Umgang mit ihr so schwierig macht, mit den Eltern darüber zu sprechen, was einen zu Hause stört oder mal etwas zu tun, das man sich noch nie erlaubt hat.

In der Therapie wird zur Sprache kommen, welche Funktion die Magersucht im Leben der Patientin, des Patienten hat. Dabei geht es nicht um Wertungen im Sinne eines »richtig« oder »falsch«. Das Erleben der Patientin ist ihre Wahrheit, und in der Therapie kann sie erfahren, wie es zu dieser Wahrheit kam und warum sie möglicherweise ganz anders denkt und fühlt als andere.

Bei Kindern und Jugendlichen, die noch zu Hause leben, ist es wichtig, die Eltern in den therapeutischen Prozess einzubeziehen, denn vielfach stehen innerfamiliäre Streitigkeiten in einem engen Zusammenhang mit der Krankheit. Diese Konflikte können offen oder verdeckt ausgetragen werden. In Absprache mit den Jugendlichen wird der Therapeut, die Therapeutin die Eltern oder auch mal nur die Mutter oder nur den Vater zum Gespräch hinzubitten.

Das Ganze dient einem besseren gegenseitigen Verständnis. Oft haben sich bei den Eltern und/oder ihrem heranwachsenden Kind Aggressionen angestaut – sei es, dass die Eltern es nicht mehr aushalten können, ihr Kind hungern zu sehen, sei es, dass die Essenssituationen am Familientisch für alle unerträglich geworden sind und jeder nur noch mit Magenschmerzen bei Tisch sitzt. Auch Geschwister werden, wenn erforderlich, in die Therapie einbezogen, weil die Krankheit sich auf die gesamte Familie auswirkt und in ihren Ursachen häufig auch mit der ganzen Familie zu tun hat.

Kapitel 9
Welche Therapieformen gibt es?

Warum ist es so schwer?
Warum kann ich nicht einfach loslassen?

Wer kann mir sagen, was ich tun muss?
Wer kann mir sagen, wie es geht?
Niemand?!

Welchen Verlust mache ich, wenn ich loslasse?
Und welchen Gewinn?
Warum?
Ich selbst kann es manchmal gar nicht begreifen.
GEDICHT EINES MAGERSÜCHTIGEN MÄDCHENS

Wir möchten im Folgenden die unterschiedlichen Formen von Psychotherapie und ihre Grundannahmen kurz darstellen.

Kognitive Verhaltenstherapie (KVT)

Die kognitive Verhaltenstherapie wurde in den 1960er-Jahren entwickelt. Bei der Behandlung von Essstörungen gilt sie bisher als Mittel der Wahl. Dies gilt besonders für die Bulimie – für die Anorexie ist die Erfolgsquote nicht ganz so hoch.

Wie der Name schon sagt, steht bei einer kognitiven Verhaltenstherapie das Verhalten der Patientin, des Patienten im Mittelpunkt der Behandlung. TherapeutIn und PatientIn schauen es sich genau an und analysieren es: Inwiefern führt das Verhalten – bei einer Magersucht z. B. das ritualisierte Essen – nicht zu einer Lösung, sondern verschlimmert die Probleme?

Im nächsten Schritt wird überlegt, wie das Verhalten in kleinen Schritten verändert werden kann. TherapeutIn und PatientIn erstellen gemeinsam einen Therapieplan, mit dem der Patient, die Patientin versucht, die erarbeiteten Lösungen in die Praxis umzusetzen. Dabei geht es vor allem darum, dass sich das Essverhalten verändert, so dass die Patientin nicht weiter ab-, sondern zunimmt. Ein langfristiges Ziel der Therapie besteht darin, dass der Patient mit den Problemen im Zusammenhang mit der Krankheit besser umgehen kann. Dazu können TherapeutIn und PatientIn beispielsweise daran arbeiten, dass er oder sie sich im Umgang mit anderen Menschen nicht als schwach und wertlos, sondern als kompetent erlebt.

Das Wort »kognitiv« im Namen dieser Therapieform deutet darauf hin, dass mit Gedanken gearbeitet wird, insbesondere mit solchen, die quasi »automatisch« und immer gleich ablaufen, ohne dass der Patient, die Patientin daran bisher etwas ändern konnte.

Bei der Magersucht spielen solche automatisierten Gedanken rund um Essen, Körper und Gewicht eine große Rolle. Sie zu durchbrechen ist gar nicht so einfach. Magersüchtige denken nahezu unaufhörlich an diese Dinge, und selbst wenn es im alltäglichen Gespräch um etwas ganz anderes geht, reicht schon ein harmloser Nebensatz, um den immer gleichen Kreislauf der Gedanken auszulösen. Für die Magersüchtigen selbst ist dies ebenso anstrengend wie z. B. für ihre Angehörigen. Die Gedanken kommen zwanghaft, es scheint keinen Ausweg aus ihnen zu geben.

Die kognitive Verhaltenstherapie kennt einige Möglichkeiten, solche Denkmuster zu durchbrechen, beispielsweise den sogenannten »sokratischen Dialog«. Diese Methode geht zurück auf den griechischen Philosophen Sokrates, der sie im Gespräch mit seinen Schülern anwandte und – der Überlieferung zufolge – auch bereits zur Behandlung emotionaler Probleme einsetzte. Mit Hilfe bestimmter Fragetechniken nimmt die Therapeutin jeweils verschiedene Rollen ein. Ihr freundliches, bewusst »unwissendes« Nachfragen soll den Patienten dazu anregen, festgefahrene Denk- und Handlungsmuster zu hinterfragen und, wenn nötig, zu verändern. Dabei kann es sich um bestimmte Normen handeln, nach denen sich der Patient verhält, aber ebenso um sein Weltbild oder die Ziele, die er sich setzt. Im Idealfall werden durch die »Hebammenkunst« des sokratischen Dialogs beim Patienten neue, hilfreiche Erkenntnisse »geboren«, die er bereits in sich trug, aber noch nicht hervorbringen konnte.

In der kognitiven Verhaltenstherapie befassen TherapeutIn und PatientIn sich nicht so sehr mit der Vergangenheit als vielmehr mit der Gegenwart und Zukunft des Patienten, der Patientin. Sie kann in Einzel- oder gruppentherapeutischen Sitzungen abgehalten werden. Normalerweise umfasst die Therapie 25 bis 40 Stunden. Am Beginn der Behandlung haben TherapeutIn und PatientIn häufig zwei Sitzungen pro Woche miteinander.

Psychodynamische Therapie

Die psychodynamische Therapie hat sich aus analytischen Therapieverfahren wie der von Sigmund Freud Anfang des 20. Jahrhunderts begründeten Psychoanalyse und der Tiefenpsychologie entwickelt. Anders als bei der kognitiven Verhaltenstherapie spielt hier auch die Vergangenheit des Patienten, der Patientin eine Rolle, denn im therapeutischen Prozess steht die Entwicklung der Persönlichkeit im Zentrum. Krankheitssymptome versteht diese Therapieform als Hinweise auf bestimmte biografische, soziale und psychische Zusammenhänge. Eine Krankheit wie Magersucht ist nach psychodynamischem Verständnis für die Betroffenen eine Möglichkeit, sich vor bestimmten Gefühlen zu schützen, denen man ohne die Krankheit ausgeliefert wäre. Folgerichtig begeben TherapeutIn und PatientIn sich in den Sitzungen auf die Suche nach der subjektiven Bedeutung der Krankheit für den Patienten, die Patientin. Im Mittelpunkt stehen dabei Fragen wie:

- Wie verstehe ich meine Krankheitssymptome für mich selbst?
- Was gibt die Krankheit mir?
- Was verhindert sie?
- Wofür steht sie?

Als »Arbeitsinstrument« dient die therapeutische Beziehung zwischen TherapeutIn und PatientIn. Im therapeutischen Prozess spiegeln sich zwischen den beiden die Beziehungsmuster des Alltags wider, die als »krankmachend« gesehen werden können. Mit Hilfe der therapeutischen Beziehung können diese Muster verstanden und ihre Veränderung kann eingeleitet werden.

Psychodynamische Therapien sind auf eine mittel- bis langfristige Behandlung angelegt. Die Zahl der Therapiesitzungen liegt zwischen 50 und 360 Stunden, abhängig davon, ob Therapeut oder Therapeutin psychoanalytisch (lange bis sehr lange Behandlungsdauer möglich) oder tiefenpsychologisch ausgebildet sind (maximal 100 Therapiestunden). Neben der Einzeltherapie gibt es auch die Möglichkeit, die Behandlung in einer Gruppe durchzuführen. Allerdings kann eine solche Gruppentherapie gerade zu Beginn der Behandlung auch überfordern. Sie ist daher im ambulanten Setting nicht das Mittel der ersten Wahl.

Nach Meinung ihrer Kritiker zielt die psychodynamische Therapie zu wenig auf die konkreten Symptome. Bei einer Essstörung etwa ist die Normalisierung des Essverhaltens nicht alles, aber ohne diese ist alles nichts.[6]

Bei jeder Therapieform muss die Therapeutin bzw. der Therapeut nach den fünf oben erwähnten probatorischen Sitzungen einen Psychotherapieantrag stellen. Dieser Antrag geht in einem verschlossenen Umschlag an einen Gutachter, der nach dem sogenannten »Psychotherapierichtlinienverfahren« darüber befindet, ob die Psychotherapie sinnvoll erscheint. Die Gutachter werden von den Krankenkassen beauftragt zu prüfen, ob die Indikation für eine Psychotherapie besteht. Erst nach Genehmigung der Psychotherapie tritt die Krankenversicherung für die Bezahlung der Sitzungen ein. Die ersten fünf Sitzungen werden ohne einen solchen Antrag von den Kassen übernommen.

Familientherapie

Der Familientherapie liegt der Gedanke zugrunde, dass die Ursache für eine psychische Störung nicht allein in der betroffenen Person zu finden ist, sondern in ihrem gesamten (familiären) Umfeld. Diese Grundannahme ruft bei den »gesunden« Familienmitgliedern oft Unverständnis hervor, denn sie empfinden ja nicht sich, sondern gerade den anderen – eben das betroffene Familienmitglied – als krank und möchten diese Abgrenzung auch gerne aufrechterhalten. Umgekehrt wirkt schon die bloße Bereitschaft aller Familienmitglieder, das Problem offen und gemeinsam zu bearbeiten, positiv auf die erkrankten Personen, die sogenannten »Symptomträger«: Sie haben u. U. etwas auszubaden, das durch die Familie oder Teile davon ausgelöst wurde.

Wie schon in Kapitel 4 besprochen, gibt es gerade bei Essstörungen einen engen Zusammenhang mit familiären Konflikten. Dies gilt zum einen in Bezug auf die Entstehung der Krankheit. Zum anderen wirkt es sich erheblich auf eine Familie aus, wenn eines ihrer Mitglieder unter Magersucht leidet. Die Krankheit führt zu Spannungen und Auseinandersetzungen und verhindert Lösungen.

Der Therapeut, die Therapeutin wird sich daher von Anfang der Behandlung an bemühen, alle Familienmitglieder mit einzubeziehen. Er oder sie wird nicht nur bei Patient oder Patientin, sondern auch bei seinen/ihren Eltern und Geschwistern nach Antworten auf Fragen suchen wie etwa:

- Gibt es zwischen den Familienmitgliedern Ähnlichkeiten in der Einstellung zu Nahrungsmitteln, Sauberkeit, Ekel usw.?
- Beschäftigt man sich innerhalb der Familie viel mit den Themen Gewicht und Essen?
- Wird Aussehen und Gewicht innerhalb der Familie eine große Bedeutung zugeschrieben?
- Ist die Familie stark auf soziales Ansehen und Leistung hin orientiert? Zeigen sich die Familienmitglieder häufig unzufrieden mit ihrem Körper?
- Sollen alle in der Familie schlank sein? Ist die Mutter, eventuell auch die ganze Familie häufig oder ständig »auf Diät«?
- Werden Essen und Gewicht exzessiv kontrolliert?
- Geben die Familienmitglieder untereinander kritische Kommentare zu Aussehen und Gewicht ab?
- Konkurriert die Mutter mit ihrer Tochter/ihren Töchtern um Attraktivität?
- Gibt es bei anderen Mitgliedern der Familie bereits eine Essstörung?
- Wird Essen als Mittel gegen Langeweile oder andere unangenehme Gemütszustände eingesetzt?

Eine ebenso große Rolle wie derartige Fragen spielt das Wie und Wann der familiären Mahlzeiten. Dabei ist wichtig, dass es nicht darum geht, einen Schuldigen zu finden. Es sollte unbedingt vermieden werden, dass die Familienmitglieder sich gegenseitig für bestimmte Dinge verantwortlich machen, die innerhalb der Familie geschehen sind. Die Familientherapie hebt vielmehr auf die Eigenständigkeit der einzelnen Familienmitglieder ab. Sie wird ebenso gefördert wie etwa das Ansprechen von Konflikten und notwendigen Veränderungen.

Der familientherapeutische Ansatz ist besonders bei Kindern und Jugendlichen empfehlenswert, weil er die Behandlungsmöglichkeiten auf eine breitere Basis stellt und so auch die Erfolgsaussichten verbessert. Gezielte Veränderungen in der Familiendynamik haben sich bei der Behandlung der Magersucht insgesamt als erfolgreich erwiesen. Sie führen zu positiven Veränderungen bei den Magersüchtigen und verbessern den Ablauf der Therapie ebenso wie die Prognose. Das gilt für jugendliche wie für erwachsene Betroffene.

Nachgewiesen werden konnte auch, dass veränderungsresistente Familiensysteme die Prognose der Behandlung deutlich verschlechtern.

Die Familientherapie gibt es in unterschiedlichen Formen, deren Abgrenzung untereinander allerdings sehr unscharf ist. Einige praktizierte

Methoden stellen Mischformen dar, es gibt fließende Übergänge zwischen den verschiedenen Ansätzen, von denen einige hier beispielhaft vorgestellt werden sollen:

- Psychodynamische bzw. psychoanalytische Familientherapie: Hier werden innerfamiliäre Verhaltensmuster über mehrere Generationen hinweg betrachtet.
- Strukturelle Familientherapie: Es werden Muster des innerfamiliären Umgangs miteinander herausgearbeitet, die die Erkrankung aufrechterhalten. Darüber hinaus wird versucht, diesen Mustern etwas entgegenzusetzen. So kann die Therapeutin etwa die Beziehung der Eltern zu stärken versuchen – mit dem Ziel, dass die Patientin dann nicht mehr so eng mit einem Elternteil verstrickt sein muss.
- Systemische Familientherapie: Hier versucht der Therapeut mit den Familienmitgliedern herauszuarbeiten, welche Bedeutung die Magersucht-Symptomatik für die Beziehungen innerhalb der Familie hat. Im nächsten Schritt wird er dann versuchen, Veränderungen anzuregen.

Die Dauer einer Familientherapie hängt von den individuellen familiären Strukturen ab, sie kann von einer einzelnen Sitzung bis hin zu regelmäßigen begleitenden Sitzungen über mehrere Monate hinweg reichen.

Kapitel 10
Die (teil-)stationäre Behandlung

Warten
heißt: nichts tun können.
Warten
heißt: noch Hoffnung haben.
Warten
heißt: sich auf andere verlassen.

Warten
kann: zur Verzweiflung führen.
Warten
kann: Resignation bedeuten.
Warten
kann: lebensfüllend werden.

Warten
ist in meinem Fall der Tod.

GEDICHT EINES MAGERSÜCHTIGEN MÄDCHENS

In vielen Fällen ist die Magersucht schon so weit fortgeschritten, dass die Betroffenen körperlich und psychisch stark beeinträchtigt sind. Dann ist es sinnvoll, die Behandlung mit einem stationären Klinikaufenthalt zu beginnen.

In jedem Fall stationär behandelt werden muss, wenn eines der folgenden Kriterien erfüllt ist:

- Rapider oder anhaltender Gewichtsverlust (mehr als 20 Prozent über sechs Monate).
- Extremes Untergewicht (BMI unter 15, bei Kindern und Jugendlichen ein Gewicht unterhalb der 10. Alterperzentile – das heißt, das Kind/der Jugendliche wiegt weniger als zehn Prozent der Gleichaltrigen bei gleicher Größe).
- Anhaltender Gewichtsverlust trotz ambulanter oder teilstationärer Behandlung.

- Soziale und familiäre Einflussfaktoren, die eine Herausnahme aus dem häuslichen Milieu erforderlich machen (z. B. ständige häusliche Konflikte, missbräuchliche Situationen).
- Begleiterkrankungen wie etwa eine Angststörung oder Depression; Suizidgefahr.
- Unzureichende ambulante Behandlungsmöglichkeiten.
- Starke körperliche Gefährdung oder ausgeprägte medizinische Komplikationen.
- Die/der Betroffene wäre bei einer ambulanten Therapie überfordert, weil sie/er z. B. nicht in der Lage ist, den Tag mit mehreren Mahlzeiten zu strukturieren.

Eine stationäre Behandlung ist auch dann unbedingt anzuraten, wenn die Magersüchtigen keine Krankheitseinsicht zeigen, also gar nicht verstehen, dass sie krank und behandlungsbedürftig sind und dementsprechend auch nicht motiviert sind, sich in Behandlung zu begeben. In diesen Fällen ist der erfolgreiche Einstieg in eine ambulante Therapie sehr schwer.

In einer Klinik steht für Magersüchtige ein vielfältiges Therapieangebot zur Verfügung. Das entspricht der Tatsache, dass die Magersucht eine komplexe Krankheit ist, und wird als »multimethodales Behandlungsangebot« bezeichnet.

Grundsätzlich sollte die stationäre Behandlung der Magersucht auf folgenden vier Säulen basieren:

1. medizinische Behandlung,
2. Psychotherapie,
3. Esstherapie,
4. therapeutische Gemeinschaft.

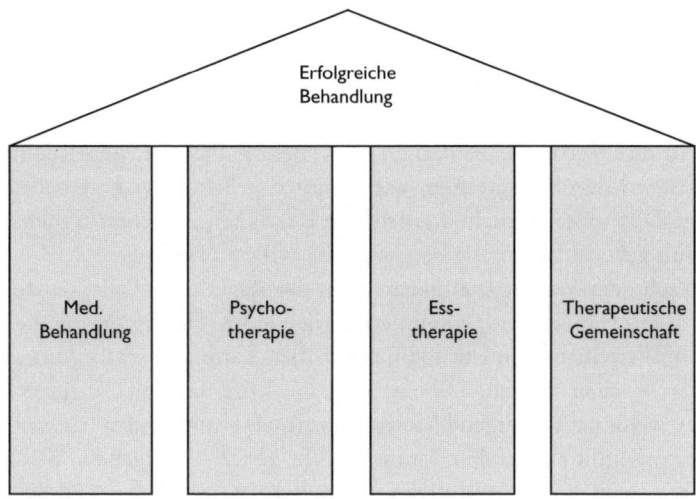

Abb. 3: Die vier Säulen der stationären Therapie

Die jeweilige Klinik sollte auf die Behandlung von Essstörungen spezialisiert sein – dies gilt bei Kindern und Jugendlichen ebenso wie bei Erwachsenen. Im Anhang finden Sie Internetadressen, mit deren Hilfe Sie solche spezialisierten Kliniken finden können. Mitunter können Sie dort auch gleich Bewertungen der einzelnen Kliniken einsehen – diese sollten Sie jedoch mit Vorsicht genießen. Nach unserer Erfahrung sind die verschiedenen Internetportale diesbezüglich nicht besonders aussagekräftig.

Die Kliniken selbst verfügen in der Regel ebenfalls über Internetseiten, auf denen man sich einen Überblick über die Behandlung verschaffen kann. Achten Sie auch darauf, wie viele PatientInnen eine Klinik aufnimmt und ob die Therapieangebote spezifisch auf ein bestimmtes Alter und/oder eine bestimmte Essstörung zugeschnitten sind. Beispielsweise ist es aus unserer Sicht wenig sinnvoll, Menschen, die unter Adipositas leiden, gemeinsam in Gruppentherapien mit Magersüchtigen zu behandeln.

Sollte Ihnen eine Klinik besonders zusagen, können Sie in der Regel über das Internet oder telefonisch Kontakt aufnehmen. Viele Kliniken vereinbaren mit ihren PatientInnen ein sogenanntes Vorgespräch, bei dem sich Behandelnde wie auch PatientInnen ein Bild voneinander machen können. Dieses erste Kennenlernen dient dem Fachpersonal dazu, den Gesamtgesundheitszustand und die Behandlungsmotivation der PatientInnen einzuschätzen und sich ein Bild über Ausmaß und Schwere der Erkrankung zu machen. Die Magersüchtigen ihrerseits haben die

Möglichkeit, sich die Klinik und ihre Atmosphäre näher anzuschauen und sich einen Eindruck vom jeweiligen Behandlungskonzept zu verschaffen. Wenn eine Klinik weit vom Wohnort entfernt ist, kann dieses Vorgespräch auch telefonisch stattfinden.

Für dieses erste Kennenlernen ist es wichtig, dass die Magersüchtigen umfassend darüber sprechen, wie es ihnen geht und was sie bedrückt. Keinesfalls sollte versucht werden, die Krankheit zu verharmlosen. Immerhin geht es darum, die bestmögliche Hilfe zu finden.

Nach dem Vorgespräch dauert es in der Regel eine Weile, bis die/der Betroffene stationär aufgenommen werden kann. Häufig führen die Kliniken Wartelisten, und in manchen Fällen kann es bis zur Aufnahme einige Wochen dauern. Dies ist oft eine kritische Zeit: Ausgerechnet dann, wenn man genügend Motivation zum Gesundwerden hat, um sich an eine Klinik zu wenden, kann es nicht gleich weitergehen. Während der Wartezeit sinkt die Motivation möglicherweise wieder, weil der Leidensdruck nicht mehr so intensiv erlebt wird. Zur Überbrückung kann es hilfreich sein, eine Beratungsstelle aufzusuchen oder schon einmal eine ambulante Therapie bei einer Therapeutin, einem Therapeuten zu beginnen.

Wenn der oder die Betroffene bereits lebensbedrohlich untergewichtig ist (BMI unter 13), sollte geprüft werden, ob er/sie zwischenzeitlich in die Innere Abteilung eines Krankenhauses aufgenommen werden muss. Hier findet zwar keine esstherapeutische oder psychotherapeutische Behandlung statt, aber es kann immerhin medizinisch überwacht werden, ob noch schwerwiegendere gesundheitliche Schäden drohen. Vielfach wird in den internistischen Abteilungen eine Magensonde gelegt, um auf diesem Wege Kalorien zuzuführen. Dies ist zwar körperlich nicht so unangenehm, wie es klingt, bedeutet aber einen erheblichen Eingriff in die Autonomie der Betroffenen, der den meisten Magersüchtigen große Angst macht. Weil sie die Kontrolle über ihr Essverhalten komplett zu verlieren drohen, lehnen die Betroffenen eine solche Behandlung entweder rundweg ab oder »tricksen« mit der Sonde.

Im psychotherapeutischen Sinne ist das Legen einer Magensonde kontraproduktiv und bedeutet immer eine der schlechteren Lösungen. Wenn es aber darum geht, das nackte Leben zu erhalten, kann sie notwendig sein. Wir möchten an dieser Stelle daher nochmals betonen, wie wichtig es ist, dass der Kontakt zu einer Klinik so früh wie möglich gesucht wird. Erst dann Hilfe zu holen, wenn akute Lebensgefahr besteht, erschwert die nachhaltige Behandlung erheblich und mindert die Aussicht auf langfristigen Erfolg!

Was erwartet die Betroffenen in der Klinik?

Auf einmal bleibt mir nichts anderes mehr als zu essen.
Auf einmal bin ich gezwungen zuzunehmen.
Ich habe die Kontrolle abgegeben.
Verloren.

Das Einzige, was mir bleibt, ist die Zeit.
Und die wollen sie mir jetzt auch noch nehmen.
Wer bin ich dann noch?

Bin ich noch ich?

GEDICHT EINES MAGERSÜCHTIGEN MÄDCHENS

Am Tag der Aufnahme in die Klinik werden die PatientInnen eingehend ärztlich untersucht. Es wird ein EKG angefertigt und, wenn nötig, umgehend Blut abgenommen. Gewicht und Größe werden ebenso gemessen wie Blutdruck und Puls. Wenn die Herzfrequenz sehr niedrig ist, muss der Patient, die Patientin zur Überwachung an einen Monitor gelegt werden. Dies ist immer dann erforderlich, wenn die Herzfrequenz um 40 Schläge pro Minute liegt, denn im Schlaf sinkt die Herzfrequenz weiter ab: Dann kann es zu einem lebensgefährlich langsamen Herzschlag kommen.

An einer spezialisierten Klinik arbeiten Fachkräfte für Ernährung. Mit ihnen wird in einem genauen Gespräch analysiert, wie viele Kalorien die Patientin, der Patient bis zur Aufnahme noch zu sich genommen hat. Darauf basierend wird ein Essensplan erstellt, der eine bestimmte Anzahl von Kalorien täglich und eine bestimmte Anzahl von Mahlzeiten festlegt.

In den meisten Kliniken werden die PatientInnen nach einem Stufenplan behandelt. Dieser Stufenplan regelt, welche therapeutischen Aktivitäten den einzelnen PatientInnen erlaubt sind und welche nicht. Die Zuordnung zu den Stufen erfolgt nach Körpergewicht. Für Kinder und Jugendliche, die noch im Wachstum sind, gelten dabei andere Gewichtsmaßstäbe als für Erwachsene. Das Beispiel eines Stufenplans finden Sie im Anhang.

Zu Beginn der Therapie wird das Zielgewicht ausgerechnet und in der Patientenakte vermerkt. Wie bereits erwähnt können zur Erreichung dieses Gewichts Zwischenziele vereinbart werden, um zu vermeiden, dass das letzliche Zielgewicht den PatientInnen als unerreichbar hoher Wert vor Augen steht.

Meist treffen die PatientInnen am Tag nach der Aufnahme in die Klinik einen der dortigen TherapeutInnen zur psychologischen Aufnahme. Er oder sie wird die jeweilige Krankheitsgeschichte (die sogenannte »Krankheitsanamnese«) ausführlich erfragen, also gemeinsam mit Patient oder Patientin die Entwicklung hin zur Erkrankung nachvollziehen. Dabei werden auch die bestehenden psychischen Probleme und die konkreten Lebens- und Verhaltensgewohnheiten zur Sprache kommen.

Jede Klinik hat ihr Grundbehandlungskonzept, das je nach Schwere der Erkrankung und Alter des Patienten, der Patientin abgewandelt wird. Um Ihnen einen Eindruck davon zu geben, wie solch ein Behandlungskonzept aussehen kann, stellen wir Ihnen im Folgenden die Grundzüge der Behandlung in unserer Klinik vor.

Nach der ärztlichen, psychologischen und esstherapeutischen Aufnahme erhalten die PatientInnen einen Stufenplan, der bindend ist und die Grundlage der Behandlung bildet. Mahlzeiten werden in einem gesonderten Speisesaal eingenommen. Bei den Mahlzeiten ist eine Ernährungsfachkraft anwesend, die die PatientInnen beobachtet und ihnen bei Fragen zur Verfügung steht. Die Erfahrung hat gezeigt, dass diese sogenannte »intensivierte Essbetreuung« hilfreich ist, um bei den PatientInnen Ängste zu reduzieren.

Zu Beginn der Therapie gibt es einen sogenannten »Tellerservice«: Die PatientInnen bekommen ihre Mahlzeit komplett auf einem Teller angerichtet – dies ist anfangs sinnvoll, weil viele von ihnen gar nicht mehr in der Lage sind, Essensmengen und Portionsgrößen einzuschätzen. Ziel ist eine Mahlzeitenstruktur, die Sicherheit bietet. Die Mahlzeiten werden nach einem festen Plan eingenommen, um den PatientInnen auch weiterhin eine Struktur zu geben, in der sie Sicherheit finden. Die Regel sind drei Hauptmahlzeiten plus zwei bis drei Zwischenmahlzeiten. Im Ausnahmefall kann es erforderlich sein, dass eine Patientin, ein Patient stündlich etwas isst. Eine Ernährung über Magensonde gibt es in unserer Klinik nicht. Entspricht bei einer Patientin, einem Patienten die zugeführte Kalorienmenge jedoch nicht der im Essensplan vorgesehenen Kalorienzahl, ist sie/er gehalten, die fehlende Kalorienmenge in Form von Trinknahrung (»Astronautenkost«) zu sich zu nehmen.

Wenn die Therapie weiter fortgeschritten ist, dürfen die PatientInnen das »betreute Essen« verlassen und in den allgemeinen Speisesaal wechseln, wo es keinen Tellerservice gibt. Dieser Wechsel kann bei Bedarf wieder rückgängig gemacht werden.

Nach dem Mittagessen findet eine sogenannte »Mittagsgruppe« statt. Hier wird zum einen das jeweilige Körpergewicht der PatientInnen besprochen; zum anderen gibt es Informationen über die Auslöser der Magersucht, ihre Risiken und ihre körperlichen Folgeerkrankungen.

Abhängig davon, wie viel jeder Patient, jede Patientin während der Therapie zunimmt, wird die Zahl der aufzunehmenden Kalorien individuell für ihn oder sie schrittweise angepasst. Im Laufe einer Woche sollte kein Patient, keine Patientin weniger als 500 Gramm zunehmen.

Während des Klinikaufenthaltes finden regelmäßige ärztliche Visiten statt. Häufig müssen die Laborwerte ebenso wie das EKG täglich neu erhoben werden, um eine Verschiebung der Salze im Körper (vgl. dazu S. 92, Refeeding-Syndrom) und eine nachfolgende Wassereinlagerung in Beinen und Füßen zu überwachen. Diese Wassereinlagerungen bilden sich wieder zurück, wenn die Patientin, der Patient weiter zunimmt.

In kritischen, lebensbedrohlichen Fällen – etwa wenn es schon zu einer Wasseransammlung im Herzbeutel gekommen ist – setzen wir die PatientInnen zunächst in einen Rollstuhl. Weil das Herz sich durch die Wasseransammlung nicht mehr richtig bewegen kann, reicht seine Pumpleistung für körperliche Bewegung nicht mehr aus.

In den meisten Kliniken bildet die Gruppentherapie einen Schwerpunkt der Behandlung – vorausgesetzt, eine Klinik kann die dafür erforderliche Zahl von PatientInnen aufnehmen. In unserer Klinik bieten wir in der Regel bis zu fünf altersspezifische Gruppen an, z. B. für 12–14-Jährige, 15–17-Jährige, 18–21-Jährige, 22–29-Jährige und Über-29-Jährige. Gruppentherapie – das klingt zunächst einmal nach Kostenersparnis; schließlich ist es billiger, mehrere PatientInnen gleichzeitig zu behandeln. Tatsächlich aber gibt die Gruppe den PatientInnen einen Bezugsrahmen. Sie können sich miteinander austauschen, und jede(r) Einzelne kann sich einen Eindruck davon verschaffen, wie andere ihn/sie wahrnehmen. Wenn über die hinter der Magersucht stehenden Probleme gesprochen wird, können die MitpatientInnen dabei helfen, den jeweils eigenen Anteil an der Erkrankung herauszuarbeiten. Um dafür gute Ausgangsbedingungen zu schaffen, sollten die PatientInnen einer Gruppe einander im Alter und im Symptombild ähnlich sein.

Die Gleichaltrigen-Gruppe fördert bei den PatientInnen die teilweise Ablösung aus den – während der Krankheit oft problematisch erlebten – familiären Strukturen. Wie gesunde Heranwachsende können sie in der Gruppe den für ihr Alter normalen Kontakt mit Gleichaltrigen erleben.

Weil Magersucht meist zu sozialem Rückzug führt, stößt die Gruppentherapie bei den PatientInnen zunächst meist auf wenig Gegenliebe. Manche würden am liebsten gleich wieder »abhauen«. Mit der Zeit lernen die meisten den Kontakt zu anderen jedoch wieder schätzen. Die

Gruppentherapie sei das Beste, zu dem man sie je gezwungen habe, meinte eine Patientin einmal zu mir. »Jetzt weiß ich, dass ich Nähe mit anderen teilen kann und mich auch auseinandersetzen muss, wenn es einen Konflikt gibt. Das macht mir zwar noch Angst, aber ich schaffe es jeden Tag leichter. Und ich habe so viele liebe Menschen kennengelernt!«

Die Gruppentherapie wird ergänzt durch Einzeltherapie, Kunsttherapie, Körperwahrnehmungs- und Entspannungsübungen sowie – je nach bestehenden psychischen Begleiterkrankungen – weitere therapeutische Angebote. In der Einzeltherapie werden die Probleme aus dem Alltag der Patientin, des Patienten oder auch aus der Gruppe bearbeitet und vor dem Hintergrund der persönlichen Lebensgeschichte überdacht.

In der Kunsttherapie haben die PatientInnen die Möglichkeit, das, was sie beschäftigt, kreativ auszudrücken. So können beispielsweise Tonfiguren entstehen oder auch Gruppenbilder. Dabei kann oft mehr ausgedrückt werden als mit Worten. Die PatientInnen können sich neu erfahren – gerade dann, wenn sie der festen Überzeugung sind, beispielsweise nicht gut malen zu können. Das, was entsteht, sollte keinesfalls bewertet werden. Es gibt kein »richtig« und »falsch«, »gut« oder »schlecht«, sondern es geht um die Entdeckung und Nutzung der eigenen Kreativität.

Dies gilt im Übrigen für die gesamte Therapie: Sie bedeutet grundsätzlich nie Leistung. Therapie heißt, sich mit seinen Stärken und Schwächen lieben und annehmen zu lernen. Sie hat nichts mit Perfektion zu tun. Ganz im Gegenteil: Es ist erlaubt und erwünscht, nicht perfekt zu sein. Die PatientInnen sollen sie selbst sein oder werden können.

Der Körper spielt bei der Magersucht eine immens wichtige Rolle – folgerichtig ist auch die Körpertherapie ein fester Bestandteil der Magersuchtbehandlung. Im Körper sind viele Gefühle schon von frühester Kindheit an gespeichert. Die in Kapitel 2 beschriebene Körperschemastörung, die verzerrte Wahrnehmung des eigenen Körpers, bildet eines der Leitsymptome der Krankheit.

Therapieformen, die sich mit dem Körper und seiner Wahrnehmung beschäftigen, erzielen darum bei der Behandlung der Magersucht gute Erfolge. Die Behandlung findet einzeln oder in der Gruppe statt. Ziel ist es, das verzerrte Bild des Körpers zu bearbeiten – also die damit einhergehenden negativen Gefühle ebenso wie das, was die PatientInnen tun, um ihren Körper möglichst wenig wahrzunehmen (etwa das Tragen besonders weiter Kleidung). Weil Magersüchtige ihren Wert als Person häufig über ihr Gewicht definieren, leiden sie oft auch in Bezug auf ihren Körper unter automatisierten Denkmustern (»Alle gucken meine dicken Oberschenkel an«), an die es heranzukommen gilt.

Körpertherapeutische Übungen konfrontieren die Betroffenen mit ihrem Körper, beispielsweise durch den Blick in den Spiegel oder Videoaufnahmen. Und sie leiten sie dazu an, sich mit ihrem so verhassten Körper auch liebevoll auseinanderzusetzen. Körpertherapie ist meist integrativ, d. h. sie beinhaltet auch Elemente aus der Verhaltenstherapie, der Tiefenpsychologie und der systemischen Therapie.

Wie lange dauert die Therapie?

Die Dauer der stationären Therapie variiert je nach Schweregrad der Erkrankung bzw. nach Aufnahmegewicht. Wird eine Patientin etwa mit einem BMI von 12 aufgenommen und sieht der Behandlungsplan eine wöchentliche Gewichtszunahme von 500 Gramm vor, so ergibt sich allein daraus schon eine Behandlungsdauer von mehreren Monaten. Angestrebt wird immer ein Gewicht, das möglichst oberhalb der Anorexiegrenze (BMI 17,5) liegt, bei Kindern und Jugendlichen ein Gewicht, das über dem Gewicht von 25 Prozent der Gleichaltrigen bei gleicher Größe liegt. Darüber hinaus gelten die von der American Psychiatric Association Workgroup aufgeführten Ziele für die Behandlung (vgl. S. 90 in diesem Buch). Studien haben gezeigt, dass die Gefahr eines Rückfalls deutlich sinkt, je mehr Zielkriterien erfüllt sind.

Die stationäre Therapie will aber nicht nur erreichen, dass die PatientInnen wieder ein normales Gewicht erlangen. Weitere Ziele bestehen darin, dass sich der körperliche und seelische Zustand stabilisiert und dass die die Betroffenen wieder normal essen lernen (mit regelmäßigen, ausgewogen zusammengesetzten Mahlzeiten, die auch mal mehr Kalorien enthalten dürfen). Psychische Begleiterkrankungen der Magersucht sollten nach einer stationären Therapie gebessert sein und die PatientInnen sollten verstehen, was ihre Erkrankung ausgelöst hat und was sich dahinter verbirgt. Problematische und belastete soziale Beziehungen (etwa zu den Eltern, zum Partner) sollten bearbeitet und möglichst auch gebessert sein.

Ist mit Abschluss der Therapie alles erledigt?

Die Erwartung, dass die PatientInnen nach einer stationären Therapie gleich wieder ganz normal »funktionieren« und weiterleben können, ist wenig realistisch. Eine gute Nachbehandlung ist für den nachhaltigen

Erfolg einer stationären und auch teilstationären Therapie von entscheidender Bedeutung.

PatientInnen, die aus einer ambulanten Therapie in die stationäre Behandlung kommen, sollten nach ihrer Entlassung die ambulante Therapie unbedingt weiterführen. Bei manchen von ihnen wird während des Klinikaufenthaltes deutlich, dass sie nicht mehr in ihr häusliches Umfeld zurückkehren sollten und können, weil dort eine hohe Rückfallgefahr besteht. Diese PatientInnen sollten in einer Wohngruppe weiterbetreut werden. Im Idealfall ist diese Wohngruppe auf die Behandlung von Essstörungen ausgerichtet. Adressen hierzu finden Sie im Anhang.

In der Klinik wird mit den PatientInnen die Zeit nach der Entlassung vorbereitet. Dies ist Aufgabe der TherapeutInnen, aber auch des Sozialdienstes. Man spricht mit dem Patienten, der Patientin über die zu erwartenden Schwierigkeiten und macht sich gemeinsam auf die Suche nach geeigneten ambulanten TherapeutInnen.

Wenn das Zielgewicht erreicht ist, stellen die Ernährungsfachkräfte einen sogenannten »Halteplan« auf, an dem der Patient, die Patientin sich künftig orientieren kann. Wurde das Zielgewicht noch nicht erreicht, bekommt er oder sie einen Ernährungsplan zur weiteren Gewichtszunahme.

In vielen Kliniken können die PatientInnen auch nach ihrer Entlassung per Mail, Telefon oder über ein Internetforum Kontakt halten. Wir bieten in unserer Klinik viermal im Jahr einen sogenannten »Refresherkurs« an. Er gibt ehemaligen PatientInnen die Möglichkeit, ihre Erfahrungen und Erlebnisse, die Hürden und Rückschläge auf dem Weg in ein normales Leben an einem Wochenende mit den TherapeutInnen und den Ernährungsfachkräften zu besprechen und sich Informationen und Rat zu holen. Weil viele unserer PatientInnen sich in der Klinik gut aufgehoben und verstanden gefühlt haben, kommen sie im Allgemeinen gerne zu uns zurück, um sich für ihren weiteren Weg zu stärken.

Zeitgleich zum Refresherkurs können die Angehörigen ehemaliger PatientInnen an einem Seminar teilnehmen, das auf ihre spezifischen Fragen und Bedürfnisse eingeht.

Kann man Magersucht auch medikamentös behandeln?

Bisher gibt es keine wirksamen Medikamente zur ursächlichen Behandlung der Magersucht. Medikamente gegen Depressionen oder zur psychischen Beruhigung (Neuroleptika) haben sich bei der Magersucht als weitgehend unwirksam erwiesen. Wenn eine Patientin, ein Patient unter ausgeprägtem Bewegungsdrang, wahnhaft anmutenden Ängsten bezüglich ihres/seines Gewichts und Körpers leidet und sich selbst verletzt, kann mit einem sogenannten »atypischen Neuroleptikum« (z. B. mit dem Wirkstoff Olanzapin) eine leichte Besserung erzielt werden.

Grundsätzlich sollten Medikamente nur unter strenger ärztlicher Überwachung gegeben werden, da sie sowohl Veränderungen im EKG als auch im Blutbild bewirken können. Wenn Magersüchtige unter psychischen Begleiterkrankungen wie einer Depression oder einer Zwangserkrankung leiden, sind auch hier Medikamente häufig erst dann wirksam, wenn die Patientin, der Patient zugenommen hat.

Viele Magersüchtige haben große Angst vor Medikamenten, weil sie Sorge haben, die Kontrolle über sich und ihren Körper zu verlieren und davon möglicherweise zuzunehmen. Tatsächlich ist bei der Einnahme einiger Psychopharmaka eine Gewichtszunahme als Nebenwirkung bekannt.

Letztes Mittel: die Zwangsbehandlung

Es gibt Situationen, in denen es dringend erforderlich ist, die Verantwortung für Körper und Gewicht nicht mehr den PatientInnen selbst zu überlassen. Magersucht ist gefährlich und kann tödlich enden, und mangelnde Krankheitseinsicht ist eines ihrer typischen Kennzeichen. Aus diesem Grund gelten Magersucht-PatientInnen als besonders behandlungsresistent – was tragisch ist, denn jede fehlgeschlagene Behandlung mindert deutlich die Chancen auf eine Heilung der Krankheit. Darum kann unter bestimmten Umständen eine Zwangsbehandlung erforderlich sein, nicht zuletzt auch deswegen, weil die Krankheit schwere körperliche Folgeerkrankungen nach sich ziehen kann.

Die Tatsache, dass Magersüchtige die Nahrung verweigern, ist häufig ein Ausdruck ihrer starken psychischen Beeinträchtigung. Darüber hinaus sind sie durch die Unterernährung auch kognitiv, d. h. in ihrem Denken eingeschränkt. Sie sind dann nicht mehr in der Lage zu entscheiden, was für sie gut oder schlecht ist. Manche Magersüchtige betonen noch dann, wenn sie kurz vor dem Hungertod stehen, nun aber wirklich essen zu wollen, ohne in der Lage zu sein, dieses Versprechen einzulösen.

In diesen Fällen stellt die Zwangsbehandlung ein letztes Mittel dar. Manchmal reicht schon die Konfrontation mit einer eventuellen Zwangsbehandlung aus, damit ein Patient, eine Patientin sich freiwillig in eine

Klinik begibt. Rechtlich ist die zwangsweise Unterbringung und Behandlung in einer Klinik »lege artis«, d. h. sie erfolgt nach allgemein anerkannten Regeln und nach bestem Wissen. Dies garantiert jedoch leider noch keinen Behandlungserfolg. Auch bei einer fachkundigen Behandlung nach bestem Wissen kann es vorkommen, dass die Krankheit einen so übermächtigen Druck ausübt, dass der oder die Betroffene es nicht schafft, sich an der Therapie zu beteiligen, weiterhungert und schließlich stirbt.

Bei einer Zwangsbehandlung können die PatientInnen über eine Magensonde ernährt werden. Auch die Unterbringung in einer geschlossenen Abteilung und die Fixierung am Bett sind möglich, wenn es keinen anderen Ausweg mehr gibt. Die Anwendung all dieser Maßnahmen muss jedoch sehr sorgfältig geprüft werden, um eventuelle daraus folgende Schäden zu vermeiden.

Auch auf die Gefahr hin, uns zu wiederholen, möchten wir deshalb nochmals darauf hinweisen, wie wichtig es ist, frühzeitig Hilfe zu suchen: Dann können den ohnehin schon stark belasteten PatientInnen solche traumatischen Erfahrungen erspart werden.

Wenn Magersüchtige nicht mehr auf sich selbst aufpassen können

Bei minderjährigen Magersüchtigen haben die Eltern das Sorgerecht und können daher Entscheidungen für ihre heranwachsenden Kinder treffen. Wenn volljährige PatientInnen nicht mehr in der Lage sind, auf sich selbst aufzupassen, sieht das Gesetz vor, dass zeitweise ein juristischer Betreuer, eine Betreuerin eingesetzt werden kann. Dies erfolgt auf Antrag des Betroffenen oder von Amts wegen. Es werden bestimmte Aufgaben festgelegt, für die der Betreuer zuständig ist. Im Falle der Magersucht geht es dabei meist um die Übernahme der Verantwortung für medizinische Belange, weil der/die Magersüchtige sich selbst gefährdet.

Die Betroffenen und ihre Familien sollten die Einsetzung eines juristischen Betreuers in Ruhe miteinander besprechen. Zum einen mindert dies Ängste. Zum anderen sollte etwas so Bedeutsames wie die Eigenverantwortung eines Menschen immer auch in verantwortungsvoller Weise delegiert werden.

Kapitel 11
Was Angehörige und Freunde tun können

Wie spricht man das Thema am besten an?

Menschen, die vermuten, dass Tochter oder Sohn, Freundin, Schwester oder Arbeitskollegin magersüchtig sein könnten, tun sich oft nicht leicht damit, das Thema anzusprechen. Wer möchte sich schon gern einer empörten Reaktion von Seiten des Angesprochenen aussetzen? Dennoch: Trauen Sie sich – erst recht, wenn Sie im Verhalten des anderen bereits mehr als einen konkreten Anhaltspunkt für die Krankheit beobachten (vgl. dazu Kapitel 2).

Nutzen Sie nach Möglichkeit eine Situation, in der Sie und der andere allein sind. Die Frage »Hast du Magersucht?« birgt ein beträchtliches Beschämungspotenzial, auch dann, wenn sie indirekt gestellt wird. Unter vier Augen spricht es sich da leichter.

Sie müssen auch nicht unbedingt direkt drauflos fragen, sondern können das Gespräch behutsamer einleiten, etwa so:

- »Mir fällt auf, dass du in letzter Zeit ruhiger (blasser, unkonzentrierter, trauriger, zurückgezogener, schmaler, unglücklich, nicht so recht bei der Sache ...) wirkst, dass du ständig frierst ... Ich könnte mir vorstellen, dass dich vielleicht etwas bedrückt, dass du Sorgen hast, die dich beschäftigen. Wenn du möchtest, können wir uns gerne darüber unterhalten.«
- »Ich habe Sorge, dass du dich übernimmst, dich nur noch um die Schule / die Arbeit kümmerst, körperlich zusammenbrichst.«
- »Was mit dir los ist, weiß ich nicht, aber ich merke, da stimmt etwas nicht, und ich möchte dir dabei helfen, einen Weg zu finden, wie du da wieder rauskommst.«

Geben Sie nicht auf, auch wenn sich nicht gleich beim ersten Versuch ein Gespräch entwickelt. Magersüchtige haben zum Teil ausgefeilte Strategien entwickelt, um sich derartigen Gesprächen zu entziehen. Sie geben vor, sich schon Hilfe geholt zu haben oder beteuern, es sei »gar nicht so schlimm«, sie kämen gut alleine zurecht. Manche gestehen durchaus ein, darum zu wissen, dass Magersucht eine gefährliche Krankheit ist, sind jedoch überzeugt, dass in ihrem speziellen Fall alles ganz anders ist.

Behalten Sie im Hinterkopf, dass Magersüchtige oft eine mangelnde Einsicht in ihre Krankheit zeigen. Darum oder auch, weil sie fürchten, dass man ihnen die Krankheit »wegnehmen« möchte und »einfach nur will«, dass sie wieder dicker werden, neigen sie im Gespräch dazu, ihre Symptome zu verharmlosen. Vergessen Sie auch nicht, dass der/die Betroffene sich aufgrund einer verzerrten Körperwahrnehmung selbst gar nicht so dünn findet, wie Sie ihn/sie sehen.

Wenn Sie einen guten Kontakt zum anderen haben oder wenn es Ihnen zweckmäßiger erscheint, können Sie natürlich auch direkter nach den typischen Symptomen der Krankheit fragen. Einige Möglichkeiten dazu finden Sie in Kapitel 2.

Vermeiden Sie, das Verhalten des anderen zu bewerten (»Ich finde es nicht richtig, was du da machst«). Betrachten Sie es als Hilferuf und bieten Sie dementsprechend Ihre Unterstützung an:

- »Gibt es eine Möglichkeit, dass ich dir helfen kann – brauchst du Unterstützung? Wir könnten zusammen überlegen, wo du dir Hilfe holen kannst.«
- »Ich denke, du brauchst Hilfe – wir sollten zusammen überlegen, wie wir die am besten für dich organisieren können.«
- »Hast du schon mal überlegt, ob du Hilfe brauchst?«
- »Ich könnte mir vorstellen, dass es sehr schwer für dich ist, zuzugeben, dass du das alles nicht mehr alleine schaffst.«
- »Gibt es etwas, was dir jetzt helfen könnte, besser auf dich zu achten?«

Machen Sie deutlich, dass es keine Schande ist, krank zu sein oder Hilfe zu brauchen, dass kein Mensch vollkommen ist und dass jeder mal Probleme haben kann, mit denen er nicht alleine zurechtkommt. Zeigen Sie, dass Sie verstanden haben, dass hinter der Essstörung mehr steckt: »Jeder hat bei Problemen so seine eigenen Strategien. Wenn du weniger isst und dich immer mehr zurückziehst, versuchst du vielleicht, …« Machen Sie aber auch deutlich, dass eine Essstörung eine sehr ernst zu nehmende Erkrankung ist, die gefährlich werden kann und professionell behandelt werden muss.

Wenn Sie es mit einem/einer minderjährigen Betroffenen zu tun haben, beziehen Sie die Eltern mit ein – dies aber nur nach Absprache mit der/dem Jugendlichen.

Übernehmen Sie sich nicht. Geben Sie die Verantwortung ab, indem Sie die Betroffenen an in Essstörungen erfahrene Beratungsstellen bzw.

ÄrztInnen und TherapeutInnen weitervermitteln. Die im Anhang dieses Buches aufgeführten Adressen können Ihnen dabei helfen.

Reduzieren Sie den anderen nicht auf seine Krankheit. In jedem (kranken) Menschen stecken gesunde Potenziale. Gerade Essgestörte haben meist einen sehr hohen Anspruch an sich selbst. Stärken Sie die gesunden Anteile beim anderen, indem Sie ansprechen, was er/sie schon erreicht und geleistet hat. Betonen Sie, dass es ein Zeichen von Verantwortungsbewusstsein und Stärke ist, zu wissen, wann man Hilfe braucht.

Sie haben mit der Lektüre der ersten Kapitel dieses Buches einiges an Wissen über die Krankheit erworben. Geben Sie dem/der Betroffenen dieses Wissen weiter. Achten Sie dabei darauf, dass Sie verständnisvoll bleiben und nicht »besserwisserisch« wirken. Gerade wenn Sie über Risiken und mögliche Folgeerkrankungen der Magersucht sprechen, können belehrende Aussagen das Gegenteil dessen bewirken, was Sie erreichen möchten.

Was Lehrerinnen und Lehrer tun können

Wenn Sie Lehrer oder Lehrerin sind, sollen die Informationen in diesem Buch Ihren Blick schärfen und Ihnen dabei helfen, Ihre Beobachtungen richtig einzuordnen, damit Sie wissen, wann Sie auf die Betroffenen zugehen und ihnen Ihre Hilfe anbieten sollten.

Magersüchtige sind häufig sehr leistungsorientierte, fleißige Schülerinnen oder Schüler und fallen damit im Unterricht eher positiv als negativ auf. Tragischerweise hält man sie, gerade weil sie besonders verständig sind, oft nicht für hilfsbedürftig. Das ist ähnlich wie bei einem ruhigen, unauffälligen Kind, das friedlich in seiner Ecke spielt und viel weniger Aufmerksamkeit bekommt als ein lautes, unbequemes Kind. Vergessen Sie nicht, dass Magersüchtige oft gerade die besonders angepassten Schüler sind, die reibungslos »funktionieren«.

In Kapitel 2 haben Sie erfahren, welche Anhaltspunkte im Verhalten eines Ihrer Schüler dafür sprechen können, dass er oder sie unter Magersucht leidet. Sie können mit ihm oder ihr das Thema in der im letzten Abschnitt beschriebenen Weise ansprechen und ihn/sie (insbesondere bei Minderjährigkeit zusammen mit den Eltern) an professionelle Berater und Helfer weitervermitteln. Als Nachweis dafür, dass professionelle Hilfe erfolgt, können Sie sich die entsprechende Bescheinigung einer Beratungsstelle vorlegen lassen.

Wenn Ihre Schülerin oder Ihr Schüler in einer schlechten körperlichen Verfassung ist, sollten Sie eine gesundheitliche Unbedenklichkeitserklärung des Hausarztes verlangen, denn Kinder oder Jugendliche, die akut an Magersucht leiden, sind häufig nicht mehr schulfähig. Auf alle Fälle sollte der oder die Betreffende nicht mehr am Schulsport teilnehmen. Dokumentieren Sie den Zustand Ihres Schülers sowie Ihre Beobachtungen, tauschen Sie sich mit seinem oder ihrem Klassenlehrer aus, ebenso mit dem Vertrauenslehrer und sprechen Sie mit der Schulleitung.

Wichtig ist darüber hinaus, dass Sie und Ihre Kollegen in punkto Essstörungen auf dem aktuellen Informationsstand sind. Die unterschiedlichen Beratungsstellen, die Deutsche Hauptstelle für Suchtfragen (DHS) und der Kinderschutzbund bieten Schulungen und Kollegiums-Fortbildungen an.

Viele unserer PatientInnen haben uns erzählt, wie dankbar sie im Nachhinein dafür waren, dass ihren Lehrern oder Lehrerinnen die Not aufgefallen ist, in der sie sich befanden. Auch wenn es anfangs eine große Kränkung bedeuten mag, auf die Krankheit angesprochen und eventuell sogar vom Unterricht ausgeschlossen zu werden, ist gerade dies oft das Warnsignal, das Schüler und ihre Eltern brauchen, um sich professionelle Hilfe zu suchen.

Hier lassen sich erste Fragen klären: Beratungsstellen

Beratungsstellen bieten Betroffenen und Angehörigen Aufklärung und Unterstützung an. Hier geht es zunächst oft noch gar nicht um einen konkreten Wunsch nach Behandlung, sondern um die Möglichkeit, einfach einmal Fragen stellen zu können und Antworten zu bekommen. Eine Beratungsstelle kann unkompliziert kontaktiert und aufgesucht werden. Betroffene und ihre Angehörigen bekommen dort qualifizierte Informationen, ohne zuvor organisatorische Hürden überwinden zu müssen.

Magersüchtige und ihre Angehörigen fühlen sich oft beschämt und verunsichert. Sie kommen mit der durch die Krankheit veränderten Lebenssituation nur schwer zurecht, empfinden sich als Versager, die ihr Leben nicht mehr im Griff haben. Häufig haben sie angesichts der Macht der Umstände kapituliert und wissen nicht mehr weiter.

Der Bundesfachverband für Essstörungen e.V. (BFE) hat Leitlinien zur Beratung bei Essstörungen entwickelt, die auf einer Studie zur Qualitätssicherung in der Beratung und ambulanten Behandlung von Essstorungen beruhen. Zentrales Kriterium für eine gute Beratung ist zum einen die Qualifikation der Berater. Zum anderen muss das Beratungsangebot auf die Bedürfnisse der Ratsuchenden ausgerichtet sein.

Eine qualifizierte Beratungsstelle erkennt man u. a. daran, dass sie Mitglied im BFE ist. Darüber hinaus sollte sie mit niedergelassenen ÄrztInnen und TherapeutInnen, Kliniken und ErnährungsberaterInnen zusammenarbeiten.

Wie hat man sich die Beratung durch eine Beratungsstelle vorzustellen? Was kann sie leisten?

Betroffene und ihre Angehörigen können eine Beratungsstelle anonym anrufen und ihr Anliegen schildern. Schon bei diesem ersten Telefonat bekommen sie Informationen zum Krankheitsbild und zu den Behandlungsmöglichkeiten. Häufig ergibt sich im Verlauf des Telefonats der Wunsch nach einem persönlichen Gespräch. Ein Termin dafür wird dann zeitnah vergeben. Dieses erste Gespräch hat nach wie vor beratenden und noch keinen therapeutischen Charakter. Der Berater, die Beraterin wird mit dem Betroffenen, evtl. auch den Angehörigen die individuelle körperliche, seelische und soziale Situation besprechen.

Die MitarbeiterInnen der Beratungsstelle haben während des Gesprächs die Möglichkeit, herauszufinden, wie ernst die Situation des oder der Betroffenen ist und wie dringlich eine Behandlung erfolgen sollte. Dies ist eine nicht immer leichte Aufgabe, denn gerade Magersüchtige verfügen in der Regel ja nicht über eine ausreichende Einsicht in ihre Krankheit und neigen meist dazu, von einer Behandlung Abstand zu nehmen. Die Berater geben ihnen Informationen auch über die möglichen körperlichen Folgeerkrankungen der Magersucht, die von den Betroffenen häufig negiert werden.

Oft werden die Beratungsstellen von den Betroffenen erst sehr spät kontaktiert. Darum ist es wichtig, dass sie sich ebenso sensibel wie flexibel auf die Ratsuchenden einstellen. Das Ziel ist dabei neben einer guten Information auch, die Magersüchtigen zu einer Behandlung zu motivieren und damit einen Therapieprozess einzuleiten.

Die meisten Beratungsstellen bieten neben Terminen zur Einzelberatung auch Gruppentermine an – z. B. Gesprächsgruppen, körpertherapeutische Gruppen, aber auch Angehörigengruppen, da gerade auch bei Eltern und Geschwistern ein erheblicher Leidensdruck besteht. Stellen die Berater fest, dass eine Magersüchtige bereits lebensgefährlich krank ist, nehmen sie Kontakt zum behandelnden Arzt oder einer Klinik auf bzw. vermitteln entsprechende Adressen.

Das übergeordnete Ziel von Beratungsstellen ist es, die Selbstverantwortung der Betroffenen und ihrer Angehörigen zu fördern. Gerade für betroffene Eltern ist es wichtig, die eigenen Bedürfnisse nicht völlig aus dem Blick zu verlieren. Wenn die Eltern sich ein kleines bisschen entspannen können, entspannt sich oft auch die Situation der Familie. Als Vater oder Mutter einer Magersüchtigen dürfen und sollen Sie Ihre Hilflosigkeit ernst nehmen. Nicht nur Ihr Kind darf sich Hilfe suchen, sondern auch Sie selbst.

Beratungsstellen kümmern sich nicht nur darum, im Krankheitsfall gut zu informieren und nach Möglichkeit Schlimmeres zu verhindern, sondern sind auch eine wichtige Anlaufstelle für die Nachsorge, etwa nach einem Klinikaufenthalt.

Hilfe im Netz: Onlineberatung

In unserem digitalen Zeitalter ist die Beratung im Internet gerade für Jugendliche bedeutsam: Es besteht hier (fast) völlige Anonymität und das Internet ist rund um die Uhr verfügbar. Man muss nicht aktiv eine Beratungsstelle aufsuchen, sondern kann sich bequem am Computer die Informationen holen, die man braucht. Das Angebot ist mittlerweile groß – es gibt Chatrooms, Foren und virtuelle Selbsthilfegruppen. Jugendliche Betroffene suchen erfahrungsgemäß Unterstützung erst einmal bei Gleichaltrigen, unabhängig von Erwachsenen. Die Angebote sind in der Regel kostenlos.

Führende Internetportale sind magersucht.de und hungrig-online.de. Hier werden Informationen zu Essstörungen angeboten – bei magersucht.de schwerpunktmäßig über Anorexie. Die Portale werden von ehrenamtlichen Mitarbeitern und ehemaligen Betroffenen geführt. Nach Postleitzahlen sortiert findet man hier auch die wichtigsten Adressen von Kliniken, TherapeutInnen und Beratungsstellen.

Im Mittelpunkt des Angebots steht die Onlineberatung. Sie umfasst E-Mail-Beratung, Einzelchat, Gruppenchat und Onlineforen. Die meisten Portale wenden sich nicht nur an unmittelbar Betroffene, sondern auch an ihre Angehörigen. Als Nutzer hat man die Wahl zwischen verschiedenen Möglichkeiten:

- Man stellt seine Anfrage im Internet – anonym, ohne Angabe der eigenen Mailadresse. Die Anfrage erscheint bei einem der Berater, der seine Antwort auf dem Server ablegt. Dort kann man sie dann abholen.

- In der Einzelchatberatung werden Termine angeboten, die von den Betroffenen gebucht werden können. In der Regel ist der Chat zwischen Berater und Ratsuchendem anonym und dauert 40 Minuten.
- Gruppenchats, von denen es inzwischen eine große Auswahl gibt, finden 14-tägig oder alle vier Wochen statt. Der Austausch ist in der Regel ebenfalls anonym. Es gibt verschiedene »Stadien«, abhängig davon, wo die Betroffenen in ihrer Krankheitsgeschichte stehen: eher am Anfang der Behandlung oder beispielsweise nach einem stationären Klinikaufenthalt.

Inzwischen bieten viele Kliniken ihrerseits einen Gruppenchat (bis zu zwölf Personen) zur Nachbehandlung an. Wissenschaftliche Untersuchungen konnten zeigen, dass dieses Angebot eine gute Rückfallprophylaxe ist. Auch hier gilt, dass die Nachbehandlung so rasch wie möglich nach dem Klinikaufenthalt beginnen sollte, wenn sie nachhaltig wirksam sein soll. Die internetbasierte Nachsorge hat im allgemeinen Angebot inzwischen einen festen Platz.

Untersuchungen haben gezeigt, dass das Internet für 80 Prozent der Nutzer – die zu 95 Prozent weiblich sind – der erste Kontakt zu einem Hilfesystem ist. Es ist damit das niedrigschwelligste Hilfsangebot überhaupt. Die Nutzer behalten die freie Wahl und volle Kontrolle – ein für Essgestörte äußerst wichtiger Faktor.

Dennoch kann die Onlineberatung den direkten Kontakt von Mensch zu Mensch oder gar eine ambulante oder stationäre Therapie nicht ersetzen. Das Internet-Angebot hat seine Grenzen. Riskant wird es beispielsweise, wenn die zeitlichen Intervalle der Onlineberatung für die Betroffenen zu lang sind. Dann bleiben sie in der Magersucht stecken, ein Heilungsprozess kommt nicht in Gang. Gleichzeitig wiegen die Magersüchtigen sich in der fragwürdigen Sicherheit, etwas gegen die Krankheit unternommen zu haben.

Wenn Onlineberater bei einer Nutzerin den Wunsch nach einem persönlichen Gespräch heraushören, sollten sie ihr unbedingt den Gang zu einer Beratungsstelle oder die Kontaktaufnahme mit einer Klinik empfehlen und damit den Weg in eine Therapie bahnen. Hier stehen die virtuellen BeraterInnen in einer besonderen Verantwortung, gerade weil das Medium Internet bei den Jugendlichen so großes Vertrauen genießt.

Virtuelle Selbsthilfegruppen, Chatrooms und Foren können schlimmstenfalls das Gegenteil des angestrebten Effekts erreichen, wenn die Betroffenen sich in der Verharmlosung und Verleugnung ihrer Krankheit gegenseitig bestärken.

Wie Eltern helfen können

Für Väter und Mütter ist die Tatsache, dass ihr Kind an Magersucht erkrankt ist, zunächst ein Schock. Manche haben das veränderte (Ess-)Verhalten und die Gewichtsabnahme von Tochter oder Sohn zunächst einmal gar nicht wahrgenommen, vielleicht sogar über längere Zeit. Immerhin gelingt es den Betroffenen ja auch vielfach recht gut, ihre Symptome zu verharmlosen, indem sie beispielsweise beteuern, dass es doch nur um eine kleine Diät gehe. Weite Kleidung tut oft ein Übriges, um die tatsächliche Magerkeit zu verbergen. Die für Tochter oder Sohn vorbereiteten Pausenbrote werden nach wie vor in die Schule mitgenommen, dort aber weggeworfen oder verschenkt.

Wenn dann doch offenkundig wird, dass etwas nicht stimmt, machen Mütter und Väter sich oft Vorwürfe, zu lange nichts bemerkt zu haben. Einmal mehr möchten wir jedoch betonen, dass hier wie bei allen anderen Aspekten der Krankheit gilt: Fragen nach »Schuld« helfen nicht weiter, erst recht nicht, wenn es um eine Klärung der Ursachen geht. Als Mutter oder Vater tragen Sie keine Schuld an der Krankheit Ihres Kindes, und auch Ihrer Tochter oder Ihrem Sohn sollten Sie die Krankheit nicht anlasten. Schuldzuweisungen erzeugen Schamgefühle, die es erschweren, das zu tun, was jetzt am wichtigsten ist: sich professionelle Hilfe zu suchen. Dasselbe gilt für Gefühle des Versagens. Familien, in denen ein Mitglied unter Magersucht leidet, haben nicht versagt. Schlimm wäre jetzt nur, wenn Sie sich nicht trauen, mit Ihrem Kind über die Krankheit zu sprechen. Anregungen dazu finden Sie auf den Seiten 117 und 118.

Den vorangegangenen Abschnitten dieses Kapitels konnten Sie entnehmen, wer Ihnen und Ihrem Kind nun helfen kann; Adressen und Ansprechpartner dazu finden Sie im Anhang. Vergessen Sie nicht: Je rascher Sie jetzt Hilfe bekommen, desto besser stehen die Chancen, dass Ihr Kind wieder gesund wird, und desto geringer ist das Risiko, dass die Magersucht chronisch wird. Sprechen Sie mit Ihrem Haus- oder Kinderarzt als jemandem, der Sie und Ihre Familie schon kennt. Suchen Sie eine Beratungsstelle auf. Im Idealfall gehen Sie und Ihr Kind gemeinsam dorthin, aber auch wenn Ihre Tochter / Ihr Sohn sich weigern sollte mitzukommen, werden Sie dort wertvolle Unterstützung erfahren.

Auch wenn es schwerfällt, dem eigenen Kind beim Hungern zuzuschauen: Versuchen Sie, ruhig zu bleiben, die Situation nicht eskalieren zu lassen. Bemühen Sie sich, zu verstehen, warum Ihr Kind sich zu dick fühlt und immer weiter abnehmen möchte. Vergessen Sie dabei nicht, dass die Körperschemastörung die Eigenwahrnehmung Ihres Kindes stark beeinträchtigt (vgl. S. 31). Magersüchtige haben angesichts elterlicher (und anderer Ratschläge) in Sachen Essen häufig nur das Gefühl, dass »die anderen« alles tun, um sie dick zu machen. Wenn Ihre Tochter, Ihr Sohn trotz anderslautender Beteuerungen immer weniger isst und weiter ab- statt zunimmt, hat die Krankheit Ihr Kind fest im Griff. Die Magersucht hat die Oberhand über den gesunden Anteil in der Persönlichkeit Ihres Kindes gewonnen, der ja eigentlich Hunger hat und ganz normal leben möchte.

Treffen Sie mit Tochter oder Sohn klare Verabredungen, was die Gewichtszunahme betrifft, beispielsweise über 300 Gramm pro Woche. Vermeiden Sie dabei Zuspitzungen und Machtkämpfe. Magersüchtige können eine unglaubliche Energie entwickeln, wenn es darum geht, um jede Kalorie, jedes Gramm zu kämpfen. Rechnen Sie damit, dass Ihr Kind Sie abwerten und Ihnen mit Liebesentzug drohen wird. Magersüchtige verteidigen ihr Terrain mit einer Vehemenz und Skrupellosigkeit, die erschrecken kann. Für Sie als Eltern ist es schwer, sich über den Widerstand von Tochter oder Sohn hinwegzusetzen und Ihrem Kind damit kurzfristig Leid zuzufügen – auch wenn Sie dabei langfristig natürlich den Erfolg einer Heilung der Krankheit vor Augen haben. Bleiben Sie ruhig und konsequent. Bestehen Sie auf der Einhaltung der getroffenen Vereinbarung. Zwingen Sie Ihr Kind jedoch nicht zum Essen und versuchen Sie auch nicht, sein Körpergewicht selbst zu kontrollieren (»Du gehst dich jetzt sofort wiegen, und ich stelle mich daneben!«). Bei beidem besteht die Gefahr, dass es zu heftigen Auseinandersetzungen kommt, die letztlich dazu führen können, dass Ihr Kind sich Ihnen entzieht und die Situation sich noch verschlimmert.

Wenn Sie mehrere Kinder haben, gilt: Je mehr Konflikte eskalieren, desto stärker werden auch die Geschwister in Mitleidenschaft gezogen. Geben Sie die Überwachung des Essverhaltens und der Gewichtszunahme also in professionelle Hände und vermeiden Sie so, dass Ihre gesamte Familie sich immer tiefer in die Krankheit verstrickt. Machen Sie Ihrem kranken Kind immer wieder deutlich, dass Sie, wenn Absprachen zur Gewichtszunahme nicht eingehalten werden, professionelle Hilfe hinzuziehen. Bleiben Sie standhaft, auch wenn Sie der immer gleichen Diskussionen müde sind. Geben Sie nicht »um des lieben Friedens willen« den Beteuerungen und Versprechungen Ihres Kindes nach. Sie tun ihm damit keinen Gefallen. Der ruhige, konsequente Umgang mit der Krankheit ist für Sie als Mutter oder Vater eine große Herausforderung – und er ist ein entscheidender Faktor für die Bewältigung der Magersucht. Erinnern Sie sich daran, wenn die Situation unerträglich zu werden droht: Es lohnt sich!

Halten Sie sich auch mit Bewertungen Ihrer magersüchtigen Tochter, Ihres Sohnes zurück (»Wie isst du denn schon wieder ...«). Sie verschärfen damit die innere Dynamik der Krankheit, denn gerade im Nicht-Essen versucht Ihr Kind ja, autonom zu sein, einen Bereich abzustecken, in dem es ganz allein bestimmt und ihm niemand hineinredet. Jeder Versuch von Kontrolle verstärkt bei Ihrem Kind das Bemühen, sich im Hungern Ihrem Zugriff zu entziehen.

Wir wissen, wie schwer das ist. Vielleicht hilft es Ihnen, wenn Sie die Magersucht Ihres Kindes wie eine andere Krankheit zu betrachten versuchen, beispielsweise eine, bei der es sich nicht bewegen kann. In einem solchen Fall läge es auf der Hand, dass Ihre Tochter oder Ihr Sohn nicht von einem Tag zum anderen wieder aufstehen und gehen kann. Bei der Magersucht ist es genauso: Mit essen allein ist es nicht getan. Sie und Ihr Kind benötigen ein tieferes Verständnis der besonderen Situation, die in die Krankheit hineingeführt hat. Wir sind – ebenso wie alle anderen ÄrztInnen, TherapeutInnen und ErnährungsberaterInnen, die im Bereich der Essstörungen tätig sind – dazu da, Ihnen dabei zu helfen, dieses Verständnis zu entwickeln. Denn damit ist die Grundlage gelegt für den Weg aus der Magersucht.

Anhang

Magersucht – Infos, Sichtweisen, Klassifikationen

Fragen und Antworten rund um die Magersucht

Im Folgenden haben wir das, was uns Magersüchtige in der Therapie berichten, zu einem fiktiven Interview zusammengefasst, in dem eine Betroffene – nennen wir sie Stefanie – Fragen beantwortet, die von Außenstehenden immer wieder gestellt werden.

Warum denkt man die ganze Zeit ans Essen?
Stefanie: Ich denke, es ist der Hunger. Man wartet darauf, dass die innere Stimme einem wieder erlaubt, etwas zu essen.

Ist dieses Ans-Essen-Denken ein Grund, warum man anfängt zu kochen?
Stefanie: Ja, wenn man kocht, ist man von seinen Gedanken ans Essen abgelenkt und man konzentriert sich auf etwas anderes, was sonst kaum möglich ist. Durch den Umgang mit dem Essen wird man quasi satt. Man hat selber nicht mehr das Bedürfnis danach, etwas zu essen. Man sieht, dass die anderen sich darüber freuen, und das ist genug.

Wie kann man kochen, ohne abzuschmecken und wieso schmeckt es dann?
Stefanie: Man braucht das Essen nicht abzuschmecken, weil man in der Zeit des Nicht-Essens einen so feinen Geruchssinn entwickelt hat, dass man den Geschmack sozusagen riechen kann. Insgesamt riecht man viel besser, weil man so auf das Essen fixiert ist, dass man jeden kleinsten Geruch wahrnimmt.

Wenn man Essen riecht, bekommt man dann nicht Hunger?
Stefanie: Nicht direkt Hunger. Man sehnt sich danach, wieder einmal richtig essen zu können, und man wird traurig, weil man noch Meilen davon entfernt ist. Außerdem wird man auch ein wenig satt von dem Geruch, ähnlich wie beim Kochen.

Was denkt man, wenn man dabeisitzt, während andere essen?
Stefanie: Zum Teil ist man neidisch, weil man selber nichts essen kann. Andererseits denkt man aber auch darüber nach, wie viel die anderen essen. Man fragt sich, warum sie davon nicht zunehmen oder denkt sich, dass sie dick werden. Man vermutet, dass, wenn man selber ein Stück Kuchen o. ä. isst, man 1000 Kilo zunehmen wird. Und das ist auch in gewisser Weise richtig, da man selber wenig wiegt und deshalb die Kalorien schneller ansetzt.

Was denkt man, wenn man in Gesellschaft etwas isst?
Stefanie: Man denkt, dass jetzt alle meinen: »Endlich ist sie vernünftig geworden, endlich ist/isst sie wieder normal.« Und genau das will man nicht. Man will den anderen nicht den Gefallen tun, »normal« zu sein, man will etwas Besonderes sein. Man fühlt sich auch ein bisschen überlegen, weil man es schafft, über eine lange Zeit hinweg kaum etwas zu essen und sich so zu disziplinieren.

Nimmt man ab, weil man hübscher werden will?
Stefanie: Am Anfang schon, man fühlt sich ein bisschen zu dick und möchte ein paar Kilo abnehmen. Wenn man das geschafft hat, ist man zufrieden, hat aber eine Riesenangst, dass man, wenn man wieder normal isst, wieder alles zunimmt und die ganze Anstrengung umsonst war. Deswegen isst man lieber etwas zu wenig als zu viel. Irgendwann hat man gar keine Kontrolle mehr über das Essverhalten und nimmt ständig ab.

Fühlt man sich hübsch, wenn man so dünn ist?
Stefanie: Nein, nein, nein. Man fühlt sich hässlich und sieht doch jedes kleine bisschen »Speck«, das »zu viel« ist. Man wünscht sich wieder hübsch mit Fleisch an den Rippen und will es gleichzeitig nicht. Man will dünn und hübsch zugleich sein, aber das geht nicht. Man steht oft vor dem Spiegel und ist total verzweifelt, weil man so unzufrieden mit sich selber ist.

Wie nimmt man die anderen Menschen im Vergleich zu sich selber wahr?
Stefanie: Bei wirklich dicken Leuten sieht man die Figur real. Bei dünnen Menschen denkt man sich, dass sie viel dünner sind als man selber. Vom Gefühl her denkt man so, vom Kopf her weiß man aber, dass das nicht stimmt und man selber sehr viel dünner ist. Man fühlt sich den anderen gegenüber aber auch sehr schlecht, weil man weiß, dass man

»hässlich« ist. Man möchte selber so hübsch sein wie manche von ihnen und dabei glücklich mit seiner Figur.

Gibt es Momente, in denen man denkt, dass man irgendwann wieder normal essen wird?
Stefanie: Es kommt auf den Zeitpunkt der Krankheit an. Aber eigentlich gibt es so einen Moment nicht. Man ist total hoffnungslos und denkt sich, dass sowieso alles Bemühen umsonst ist, weil man eh nie wieder normal wird essen können. Heute freue ich mich auf die Zeit, wo es so sein wird, dass ich nicht mehr ständig daran denken muss, wie viel ich esse und wie viel ich schon gegessen habe. Aber es wird, meiner Meinung nach, nicht mehr so wie früher werden. Die Gedanken und das schlechte Gewissen werden immer mal wieder auftauchen, aber sie werden irgendwann nicht mehr eine solche Kraft haben, und man wird es schaffen, die gesunde Stimme vorzuziehen.

Wofür isst man so viel Sachen ohne Kalorien oder trinkt so viel Cola light?
Stefanie: Damit man den Hunger, den man hat – auch wenn man nicht zugeben mag, dass man Hunger hat –, nicht mehr so spürt. Man trinkt also quasi den Hunger weg. Oder überdeckt ihn mit viel Salat oder ähnlichen Sachen.

Was ergibt es für einen Sinn, so langsam zu essen?
Stefanie: Bei mir war es so, dass ich so langsam gegessen habe, damit die Zeit zwischen dem einen und dem nächsten Essen nicht so lang ist. Ich habe teilweise nur einmal am Tag etwas gegessen, und wenn ich dann fertig war, musste ich wieder lange Zeit ohne etwas zu essen auskommen. Wenn ich also langsamer gegessen habe, musste ich nicht mehr so lange auf das Essen warten. Die Zeit war dann kürzer.

Braucht man eine ambulante Therapie?
Stefanie: Meiner Meinung nach braucht man auf jeden Fall eine ambulante Therapie. Ich habe gemerkt, wie sehr ich jetzt, nach zwei Jahren Therapie, davon profitiere. Ich habe so viel über mich und meine Probleme herausgefunden, dass ich jetzt hier in der Klinik wieder ganz anders anfangen kann. Ich bin sehr viel selbstbewusster geworden, weiß, wofür ich arbeite und dass ich wirklich aus dieser Krankheit rauskommen möchte. Die ambulante Therapie nimmt, wenn man eine tiefenpsychologische wählt, sehr viele Dinge in den Blick und deckt viele Sachen auf, die einem alleine nicht bewusst werden. Man profitiert fürs ganze Leben.

Magersucht-Deutsch / Deutsch-Magersucht:
Eine kleine Übersetzungshilfe für Nicht-Betroffene

Wenn Magersüchtige sagen, ...	*... dann heißt das so viel wie:*
»Ich habe keinen Hunger!«	»Ich darf jetzt nicht essen. Nur weil du Hunger hast, heißt das nicht, dass ich jetzt etwas essen muss. Iss du doch!«
»Ich kann nicht mehr!«	»Bring mich endlich in eine Klinik, ich schaffe es nicht mehr alleine!«
»Ich kann nicht mehr!«	»Bei nächster Gelegenheit tu ich mir was an. Ich ritze mich oder tue mir sonst irgendwie weh!« (Tipp: Dabeibleiben und reden, bis die unmittelbare Gefahr gebannt ist. Über die Möglichkeit eines Klinikaufenthalts sprechen, um zu signalisieren, dass man das Problem für so ernsthaft hält, dass Hilfe von Fachleuten notwendig ist.)
»Ich kann nichts essen!«	Die erste Stimme sagt: »Iss was, du brauchst es, es tut dir gut! Du willst es doch auch. Es wird dich glücklicher machen.«, die zweite Stimme sagt: »Hör bloß nicht auf dein Gefühl, du bist stark, du hältst es aus, weiter nichts zu essen. Du hast Disziplin! Du bist besser. Du hast keinen Hunger!« Die zweite Stimme gewinnt.
»Ja, ich guck mal, ob ich mitkomme, ich sag noch mal Bescheid.«	»Stell dich darauf ein, dass ich nicht kommen werde. Ich bin nicht in der Stimmung, mich mit Freunden zu treffen. Ich bin traurig und will nur allein sein.«

Wenn Eltern/Geschwister/ Freunde sagen, ...	*... dann verstehen/antworten/denken Magersüchtige:*
»Kind, iss doch etwas!«	»Werd endlich wieder normal, tu mir den Gefallen. Sei doch vernünftig. Hör auf mich, ich weiß besser als du, was gut für dich ist.«
»Du musst wieder was essen!«	»Ich soll nur fetter werden als ihr alle, weil ihr es nicht ertragen könnt, dicker als ich zu sein. Den Gefallen tu ich euch nicht.«
»Kann ich dir noch was anbieten?«	»Nein, ich hab doch schon mal gesagt, dass ich nichts mehr will, begreif das doch endlich mal und hör auf, mich zu nerven!«

»Warum isst du nichts mehr? Du hast doch eine gute Figur.«	»Darum esse ich ja nichts mehr. Außerdem geht dich das nichts an. Frag dich doch mal, warum ich so eine Figur habe! Gerade weil ich nichts mehr esse, sonst wäre ich nämlich fett! Denk dran, wie ich früher ausgesehen habe.«
»Warum isst du erst so spät? Du kannst doch auch jetzt was essen, das macht doch keinen Unterschied.«	»Wenn ich jetzt was esse, muss ich so lange warten, bis ich wieder was essen darf, und ich habe Angst, dass ich das nicht schaffe und dann großen Hunger bekomme.«
»Iss doch einfach wieder!«	»Ja, wenn das so einfach wäre, würde ich es machen. Du hast einfach keine Ahnung, wie es mir geht, sonst würdest du nicht so dumme Sachen sagen. Ich würde ja so gerne wieder essen, aber ich darf nicht! Die Stimme in meinem Kopf verbietet es mir.«

Kriterien zur Diagnose der Magersucht im ICD-10 und DSM-IV (in Auszügen)

Leitsymptome der Anorexia nervosa im ICD-10[7]

F50.0 Anorexia nervosa
Die Anorexia ist durch einen absichtlich selbst herbeigeführten oder aufrechterhaltenen Gewichtsverlust charakterisiert. Am häufigsten ist die Störung bei heranwachsenden Mädchen und jungen Frauen; heranwachsende Jungen und junge Männer, Kinder vor der Pubertät und Frauen bis zur Menopause können ebenfalls betroffen sein. Die Krankheit ist mit einer spezifischen Psychopathologie verbunden, wobei die Angst vor einem dicken Körper und einer schlaffen Körperform als eine tiefverwurzelte überwertige Idee besteht und die Betroffenen eine sehr niedrige Gewichtsschwelle für sich selbst festlegen. Es liegt meist Unterernährung unterschiedlichen Schweregrades vor, die sekundär zu endokrinen und metabolischen Veränderungen und zu körperlichen Funktionsstörungen führt. Zu den Symptomen gehören eingeschränkte Nahrungsauswahl, übertriebene körperliche Aktivitäten, selbstinduziertes Erbrechen und Abführen und der Gebrauch von Appetitzüglern und Diuretika.

Exkl.: Appetitverlust (R63.0)
Psychogener Appetitverlust (F50.8)

F50.1 Atypische Anorexia nervosa

Es handelt sich um Störungen, die einige Kriterien der Anorexia nervosa erfüllen, das gesamte klinische Bild rechtfertigt die Diagnose jedoch nicht. Zum Beispiel können die Schlüsselsymptome wie deutliche Angst vor dem zu Dicksein oder die Amenorrhö fehlen, trotz eines erheblichen Gewichtsverlustes und gewichtsreduzierendem Verhalten. Die Diagnose ist bei einer bekannten körperlichen Krankheit mit Gewichtsverlust nicht zu stellen.

Beispiel für einen Stufenplan

Liebe Patientinnen und Patienten!
Herzlich willkommen in unserer Klinik!

Wir möchten Sie in unserer Klinik herzlich willkommen heißen und Ihnen mit diesem Leitfaden das Ankommen und Eingewöhnen etwas erleichtern.

Dieser Leitfaden soll natürlich nicht das persönliche Gespräch ersetzen. Bei Fragen können Sie sich jederzeit an unsere DiätassistentInnen oder TherapeutInnen wenden.

Die täglich nach dem Mittagessen stattfindende Anorexiegruppe gibt Ihnen die Möglichkeit, alle Fragen und Themen rund um Ernährung, Gewicht und Essverhalten zu besprechen.

Unser esstherapeutisches Setting ist nach einem verhaltenstherapeutischen Konzept aufgebaut und entspricht den gängigen Therapiestandards der deutschen Gesellschaft für Essstörungen.

In der Verhaltenstherapie geht man davon aus, dass über Veränderung auf der Verhaltensebene auch Veränderungen im Denken und Fühlen erzielt werden.

Viele essgestörte PatientInnen haben verschiedene Symptome, wie restriktives Essverhalten oder Bewegungsdrang. Diese Symptome werden teilweise von den PatientInnen selbst nicht bewusst wahrgenommen oder sind schwer zu durchbrechen, da es sich dabei um selbstaufrechterhaltende Teufelskreise handelt. Unser Konzept bezieht dies mit ein, indem wir zu Beginn der Therapie sehr viel Verantwortung für Ess-, Bewegungsverhalten und Gewichtsverlauf übernehmen. Im Weiteren erhalten Sie bei gemachten Therapiefortschritten mehr und mehr Eigenverantwortung. Dies beinhaltet, dass Sie zu Beginn alle Mahlzeiten in Betreuung durch unsere Diätassistentinnen erhalten. Ziel ist es, je nach Gewichtsverlauf und Essverhalten schließlich alle Mahlzeiten im Speisesaal ohne Betreuung durch Diätassistentinnen eigenverantwortlich zu essen. Diesbezüglich nehmen wir eine Einteilung in verschiedene Gewichtsstufen vor, die im Folgenden vorgestellt werden.

Allgemeine Regeln (stufenunabhängig)
Umgang mit Essen und Gewichtszunahme:
Es wird eine Gewichtserhöhung bis möglichst in den unteren Normalgewichtsbereich angestrebt.

- Ziel ist eine durchschnittliche Gewichtszunahme (dGZ) von 500–1000 g/Woche.
- Wird das Ziel von mindestens 500 g nicht erreicht, wird die Kalorienzufuhr erhöht.
- Wenn die Gewichtszunahme 3-mal hintereinander unter 500 g bei unterdurchschnittlicher dGZ lag, erfolgt nach Rücksprache mit dem Bezugstherapeuten und der Mittagsgruppe betreutes Essen.
- Wird zwei Wochen hintereinander über 1 kg zugenommen, kann die Kalorienzufuhr angepasst werden.
- Unangekündigtes Zwischenwiegen ist immer möglich.
- Das betreute Essen ist ausschließlich den betroffenen PatientInnen vorbehalten.

Umgang mit Bewegung und Sport:
Das Ziel ist, zwanghaftes Verhalten zu verändern, einen gesunden Umgang mit Bewegung und Sport zu entwickeln und wieder Spaß daran zu finden. Außerdem besteht in sehr niedrigen Gewichtsbereichen die Gefahr von somatischen Risiken, wie z. B. Herz-Kreislauf-Problemen.

- Bei starkem Bewegungsdrang findet ein klärendes Gespräch statt. Zur Unterstützung kann stufenunabhängig Rollstuhl, Patienten- oder Personalbegleitung angeordnet werden. Gegebenenfalls ist auch eine Medikation empfehlenswert.
- In den ersten zwei Behandlungswochen ist unabhängig von der Gewichtsstufe Sport nicht gestattet. Im Weiteren gelten die Vorgaben, die Sie unserem Stufenplan entnehmen können.

Umgang mit dem Körper:
Das Ziel ist, häufig unterdrückte körperliche Signale wieder besser wahrzunehmen, da anorektische PatientInnen häufig z. B. wenig Kälte- und Wärmeempfinden haben.

- Generell gilt, dass Arme, Beine und Bauch bedeckt sein sollen, da wir wissen, dass sich anorektische PatientInnen häufig in Körpermaßen vergleichen.
- Im Winter bitten wir um entsprechende Kleidung (d. h. Winterjacke u. -schuhe außerhalb des Hauses).
- Im Sommer bei hohen Temperaturen bitten wir Sie, die Mittagssonne zu meiden (11.00 bis 16.00 Uhr), um Kreislaufprobleme zu verhindern.

Wege in die Eigenverantwortung:
Das Ziel ist eine Veränderung des anorektisch-zwanghaften Essverhaltens hin zu einem gesunden Essverhalten.
- In den ersten vier Wochen der Behandlung ist das Nachtrinken mit Fresubin (Trinknahrung) zur Aufnahme der verordneten Kalorienmenge erlaubt. Nach dieser Zeit bzw. ab Stufe 3 muss die Kalorienmenge über feste Nahrung zu sich genommen werden. Ziel ist es, ab diesem Zeitpunkt fresubinfrei zu sein.
- Die Abgabe von betreutem Essen bzw. Zwischenmahlzeiten, Tellerservice und Wechsel in den Speisesaal ist stufenabhängig, aber für alle PatientInnen generell erst nach der ersten Behandlungswoche möglich.
- Die Abgabe von betreutem Essen bzw. Zwischenmahlzeiten, Tellerservice und Wechsel in den Speisesaal ist von Dienstag bis Freitag nur nach Absprache in der Mittagsgruppe möglich.
- Als erster Schritt können wahlweise der Tellerservice oder die betreuten Zwischenmahlzeiten abgegeben werden. Nach weiteren drei Tagen ist der jeweils nächste Schritt in die Eigenverantwortlichkeit möglich. Ein Wechsel in den Speisesaal ist dementsprechend nach frühestens zwei Wochen möglich.

Stufeneinteilung für den Erwachsenenbereich
Stufeneinteilung für Frauen:

BMI (kg/m2)	Stufe
Unter 12	0
12,0–14,0	1
14,0–15,5	2
15,5–17,5	3
17,5–18,5	4

BMI (kg/m2)	Stufe
Über 18,5	Normalgewicht

Stufeneinteilung für Männer:

BMI (kg/m2)	Stufe
Unter 13,5	0
13,5–15,5	1
15,5–17,0	2
17,0–19,0	3
19,0–20,0	4
Über 20,0	Normalgewicht

Stufeneinteilung für den Kinder- und Jugendbereich
Die individuellen Gewichte/Stufen werden bei Neuanreise ärztlich errechnet und den PatientInnen mitgeteilt. Anders als bei erwachsenen PatientInnen wird bei Kindern und Jugendlichen für die Stufeneinteilung nicht der BMI als Kriterium benutzt, sondern die BMI-Perzentile, da diese das Alter mitberücksichtigt. Ziel ist eine Gewichtserhöhung bis mindestens zur 25. BMI-Altersperzentile. Das bedeutet, so viel zu wiegen wie 25 Prozent der Gleichaltrigen bei gleicher Größe (hierbei richten wir uns nach den Leitlinien der deutschen Gesellschaft für Kinder- und Jugendpsychiatrie, -psychotherapie und -psychosomatik für die Behandlung von Essstörungen).

Perzentile	Stufe
< 1 und wenn Gewicht unter Aufnahmegewicht sinkt.	0
< 1	1
P 1 + P 2	2
P 3	3
P 10	4
P 25	Normalgewicht

Stufe 0

PatientInnen in dieser Stufe befinden sich in einem akut medizinisch kritischen Gewichtsbereich. Daher sollte jegliche körperliche Anstrengung vermieden werden (z. B. langes Stehen etc.) und das Klinikgelände darf nicht verlassen werden.

Essen und Gewicht:
• Bei Therapiebeginn erhalten PatientInnen in dieser Stufe eine tägliche Kalorienzufuhr von mind. 1200 kcal.
• Alle Mahlzeiten erfolgen in Betreuung, keine Abgabe der betreuten Mahlzeiten möglich.
• Es erfolgt tägliches Wiegen.
• Die Wochenendmittagsgruppe ist Pflicht.

Bewegung und Anwendungen:
• Für alle PatientInnen gilt generell Rollstuhlpflicht, ggf. Überwachung am Monitor und Personalbegleitung. Ab BMI 11 wird je nach ärztlicher Indikation entschieden, ob die Maßnahmen weiter fortgesetzt werden.
• Es besteht Fahrstuhlpflicht.
• Keine konzentrative Bewegungstherapie möglich.

Stufe 1

PatientInnen in dieser Stufe befinden sich in einem akut medizinisch kritischen Gewichtsbereich. Daher sollte jegliche körperliche Anstrengung vermieden werden (z. B. langes Stehen etc.) und das Verlassen des Klinikgeländes ist nicht erlaubt.

Essen und Gewicht:
• Bei Therapiebeginn erhalten PatientInnen in dieser Stufe eine tägliche Kalorienzufuhr von mind. 1400 kcal.
• Alle Mahlzeiten erfolgen in Betreuung.
• Ausnahme: die betreute Spätmahlzeit darf ab BMI 13 nach Absprache in der Mittagsgruppe unbetreut eingenommen werden. Voraussetzung ist eine dGZ über 500 g, gutes Essverhalten sowie kein Nachtrinken von Fresubin.
• Es erfolgt tägliches Wiegen.
• Die Wochenendmittagsgruppe ist Pflicht.

Bewegung und Anwendungen:
- Es besteht Fahrstuhlpflicht.
- Konzentrative Bewegungstherapie ist Pflicht.
- Es dürfen keine körperlichen Anwendungen, keine Sondergruppen angemeldet werden, möglich sind: autogenes Training und bei medizinischer Indikation: Colonmassage und Fußreflexzonenmassage.

Stufe 2
PatientInnen in dieser Stufe befinden sich noch immer in einem medizinisch kritischen Gewichtsbereich. Daher sollte weiter körperliche Anstrengung vermieden werden, weshalb generell die gleichen Regeln wie in Stufe 0–1 gelten.

Ziel ist es, mehr Eigenverantwortung und Selbstkontrolle im Essverhalten zurückzuerhalten.

Essen und Gewicht:
- Bei Therapiebeginn erhalten PatientInnen in dieser Stufe eine tägliche Kalorienzufuhr von mind. 1600 kcal.
- Bei ausreichender Gewichtszunahme von mind. 500 g/Woche, gutem Essverhalten und ausreichender Selbstkontrolle ist die Abgabe des Tellerservices oder der betreuten Zwischenmahlzeit möglich.
- Abmelden von einer betreuten Zwischenmahlzeit zu besonderen Anlässen (z. B. Geburtstag) ist nach Rücksprache in der Mittagsgruppe erlaubt.
- Alle zwei Tage wiegen.
- Die Wochenendmittagsgruppe ist Pflicht.

Bewegung und mögliche Anwendungen:
- Es besteht Fahrstuhlpflicht.
- Nach ärztlicher Absprache ist zusätzlich möglich: Progressive Muskelrelaxation (PMR nach Jacobson), Lymphdrainage, Haltungsschule und Stabilisierungsgruppe.
- Keine Sondergruppen.
- Bei 500 g dGZ in den letzten 2 Wochen ist maximal 2-mal/Woche eine Tür-zu-Tür-Fahrt (eine sitzende Unternehmung mit einer Fahrtstrecke von maximal 30 Minuten Weg) möglich, das gilt auch für Kirchenbesuche, Kaffeetrinken, Kino, Friseur oder Bank (für unter 16-Jährige nur mit Aufsicht möglich).

- Im Kinder- und Jugendbereich kann regulär an den Gruppenangeboten am Wochenende teilgenommen werden (z. B. Kino als Tür-zu-Tür-Fahrt, keine Wanderungen).

Stufe 3

PatientInnen in dieser Stufe befinden sich in der Regel nicht mehr in einem ausgeprägt medizinisch kritischen Gewichtsbereich. Daher sind leichte körperliche Aktivitäten erlaubt, außer wenn medizinische oder therapeutische Gründe dagegen sprechen.

Ziel ist es, die Eigenverantwortung und Selbstkontrolle im Essverhalten zu stärken und ein reguliertes Verhältnis zu Sport und Bewegung zu erhalten.

Essen und Gewicht:
- Bei Therapiebeginn erhalten PatientInnen in dieser Stufe eine tägliche Kalorienzufuhr von mind. 1800 kcal.
- Die Abgabe von der Essensbetreuung ist wie in Stufe 2 möglich.
- Beim Wechsel von Stufe 2 in Stufe 3 wird freitags 1-mal gewogen, danach 1-mal wöchentlich, immer dienstags.

Bewegung und mögliche Anwendungen:
- Nach Absprache: max. zwei kleine Seerunden oder eine große Seerunde bzw. ein Ortsgang täglich.
- Teilnahme an indikativen Gruppen und Sonderveranstaltungen möglich.
- Körperliche Anwendungen nach ärztlicher Absprache.
- Wichtige Beurlaubungen und auswärts Essen möglich. Voraussetzung: genügend Eigenverantwortlichkeit und kein betreutes Essen mehr.
- Folgender Therapiesport ist nach ärztlicher Absprache möglich: Qigong, Yoga, Tanztherapie, Selbstsicherheitstraining, Funktionsgymnastik, Dehnung und Kräftigung, Beckenbodengymnastik, Haltungsschule, Wirbelsäulengymnastik, Rotlicht/Heißluft. Für Kinder und Jugendliche ist die Teilnahme an der Reittherapie (Pferde pflegen, kein Reiten) erlaubt.
- Die Teilnahme an körperorientierter Bewegungstherapie im Wasser ist verpflichtend.

Stufe 4

PatientInnen in dieser Stufe befinden sich im sogenannten Untergewichtsbereich. Ziel ist es, hier nochmals verstärkt, die Eigenverantwortung im Ess- und Bewegungsverhalten zu festigen.

Essen und Gewicht:
- Bei Therapiebeginn erhalten alle PatientInnen in dieser Stufe eine tägliche Kalorienzufuhr von mind. 1800 kcal.
- Es erfolgt 1-mal wöchentliches Wiegen.

Bewegung und mögliche Anwendungen:
- Nach Absprache in der Mittagsgruppe ist für den Erwachsenenbereich bis zu 2-mal 20 Minuten Sport/Woche zusätzlich zur ärztlichen Verordnung möglich. Ergometertraining und Crosstrainer sind davon ausgenommen, da Sport Spaß machen und der Verbesserung der Achtsamkeit und Körperwahrnehmung dienen soll. Im Jugendbereich wird ärztlicherseits das entsprechende Sportprogramm verordnet.
- Alle sportlichen Aktivitäten werden vom Arzt angeordnet.
- Gegebenenfalls Wechsel in die Bulimiegruppe nach therapeutischer Indikation und Absprache möglich.

Unterstes Normalgewicht

PatientInnen in dieser Stufe befinden sich im unteren Normalgewichtsbereich. Ziel ist es, neben der weiteren Stärkung von Eigenverantwortung im Ess- und Bewegungsverhalten das Gewicht auf gesundem Weg halten zu lernen.

Essen und Gewicht:
- Bei Therapiebeginn erhalten alle PatientInnen eine tägliche Kalorienzufuhr von mind. 1800 kcal.
- Es erfolgt 1-mal wöchentliches Wiegen.
- Bei ausreichender Selbstverantwortung wird eine komplette Selbstkontrolle gewünscht, weshalb freies Essen nach Rücksprache in der Mittagsgruppe möglich ist.

Bewegung und mögliche Anwendungen:
- Nach Absprache in der Mittagsgruppe ist für den Erwachsenenbereich bis zu 3-mal 20 Min. eigenständiger Sport/Woche zusätzlich zur ärztlichen Verordnung möglich. Ergometertraining und Cross-

trainer sind davon ausgenommen, da Sport Spaß machen und der Verbesserung der Achtsamkeit und Körperwahrnehmung dienen soll. Im Jugendbereich wird ärztlicherseits das entsprechende Sportprogramm verordnet.

- Alle sportlichen Aktivitäten werden vom Arzt angeordnet.
- Eine Woche nach Erreichen des untersten Normalgewichts plus Puffer von mind. 500 g wird der Halteplan besprochen.

Beispiele für Kalorienpläne

Tageskostplan mit 1400 Kalorien

für:
Zimmer:
Diätassistentin:
Zuletzt geändert am:
Ausnahme/Datum:

I. Frühstück:
1 VK-Brötchen
2 TL Konfitüre (25g)
1 Scheibe Käse, mind. 45 % Fett i. Tr.
0 Scheibe Wurst
2 EL Trockenmüsli
1 Kelle Joghurt, 3,5 % Fett

II. Frühstück:
1 Sahnejoghurt

III. Mittagessen:
½ Portion *Menüauswahl* ohne Vorspeise

IV. Kaffeemahlzeit:
1 Riegel oder Keks
1 Obst

V. Abendessen:

2 Scheiben Brot

2 Scheiben Käse, mind. 45 % Fett i. Tr.

0 Scheibe Wurst

1 Schälchen Salat

1 Kelle Dressing

VI. Spätmahlzeit:

–

Tageskostplan mit 2600 Kalorien

für:

Zimmer:

Diätassistentin:

Zuletzt geändert am:

Ausnahme/Datum:

I. Frühstück:

2 VK-Brötchen

1 Frischkäse

2 TL Konfitüre

3 Scheiben Käse, mind. 45 % Fett i. Tr.

2 EL Trockenmüsli

¼ Kä. Milch warm

II. Frühstück:

1 Obst

1 Sahnejoghurt

III. Mittagessen:

1 Portion Menüauswahl ohne Vorspeise

IV. Kaffeemahlzeit:

1 Keks + 1 Milch

1 Obst → ohne Banane

V. Abendessen:
3 Scheiben Brot
2 Sch. Käse mind. 45 % F. i. Tr.
1 Frischkäse
1 Schälchen Salat
1 Kelle Essig-Öl-Dressing

VI. Spätmahlzeit:
1 Obst
1 Milch, 3,5 % Fett
1 Keks

Informationstext für Angehörige zu Angehörigenseminaren

Bei einer Essstörung handelt es sich nach dem heutigen Stand der Forschung um eine Erkrankung, die durch eine Vielzahl von Faktoren bedingt ist. Sie beeinflusst sowohl das Leben des Betroffenen als auch das seiner Angehörigen und Freunde in deutlichem Ausmaß. Während für den Betroffenen neben den mit der Erkrankung verbundenen körperlichen Einschränkungen und Gefahren auch eine gravierende Veränderung seines Alltags (beispielsweise im Sinne eines Rückzugs von Freunden etc.) stattfindet, fühlen sich Angehörige oft hilflos und wissen nicht, wie sie mit der betroffenen Person umgehen sollen. Gut gemeinte Ratschläge wie: »Du musst mal was essen, damit du was auf die Rippen bekommst«, oder: »Iss doch einfach mal mehr«, führen in der Regel nicht zum Erfolg, sondern verstärken im Gegenteil die Problematik und die Abwehr der Betroffenen.

Um eine erfolgreiche Behandlung durchführen zu können, ist es daher wichtig, neben dem/der Betroffenen auch die Bezugspersonen des/der Essgestörten in den therapeutischen Prozess mit einzubeziehen. Betroffene und Angehörige sollen auf den gemeinsamen Alltag und einen genesungsförderlichen Umgang miteinander vorbereitet werden.

Zu diesem Zweck bieten wir ein speziell auf die Bedürfnisse von Angehörigen zugeschnittenes dreitägiges Seminar an, in dem Sie Informationen über Essstörungen (Entstehung, Diagnose, medizinische Komplikationen, Behandlung, Bewegung, Ernährung etc.) erhalten. Sie haben dort auch die Möglichkeit, sich mit anderen Betroffenen über Erfahrungen und Probleme auszutauschen.

Es sollen Strategien im Umgang mit der Erkrankung und mit dem Erkrankten erarbeitet werden. Für die direkt Betroffenen (Erkrankten) besteht die Möglichkeit, bereits im letzten Klinikaufenthalt Erlerntes wieder aufzufrischen und in therapeutisch angeleiteten Gruppen die außerhalb der Klinik gemachten Erfahrungen zu reflektieren.

Das Seminar, durch PsychologInnen, SozialarbeiterInnen, ÄrztInnen, DiätassistentIn, KreativtherapeutIn und andere Fachkräfte geleitet, wird durch ein Freizeit- und Sportangebot (z. B. Nutzung des hauseigenen Schwimmbads und der Sporthalle) abgerundet.

Nach unseren Erfahrungen bieten diese Seminare Angehörigen und Betroffenen die Möglichkeit, Impulse zur Veränderung ihres gemeinsamen Lebenswegs hin zu mehr Zufriedenheit zu erhalten.

Anmerkungen

1   Modifiziert nach: WHO 1995, 2000, 2004.

2   Nach: Margrit Dietze-Cruse / Hildegard Fleischer / Nicola Vogel: Essstörungen vorbeugen. Essenslust und Körperfrust – Leitfaden zur Prävention von Essstörungen in der Schule. Behörde für Bildung und Sport, Hamburg 2007.   www.li-hamburg.de/fix/files/doc/07–11–02-SPZ_Essstoerungen.2.pdf (14.1.2011)

3   Franz Kafka: Sämtliche Erzählungen, Frankfurt a.M., Fischer Taschenbuch Verlag 1987, S. 171.

4   Charles Lasègue: De l'anorexie hystérique, in: Archives Générales de Médecine (1873), S. 385–403, S. 386.

5   Otto Binswanger: Die Pathologie und Therapie der Neurasthenie. Vorlesungen für Studierende und Ärzte, Jena, Gustav Fischer Verlag 1896.

6   Vgl. R. Schors / D. Huber: Psychoanalytisch denken, verhaltenstherapeutisch handeln? In: Wolfgang Herzog / Dietrich Munz / Horst Kächle (Hrsg.): Essstörungen. Therapieführer und psychodynamische Behandlungskonzepte, Stuttgart, Schattauer Verlag, S. 60–81.

7   Vgl. ICD-10-GM-2011. Internationale statistische Klassifikation der Krankheiten und verwandter Gesundheitsprobleme, 10. Revision – German Modification. Herausgegeben vom Deutschen Institut für Medizinische Dokumentation und Information, DIMDI, im Auftrag des Bundesministeriums für Gesundheit und Soziale Sicherung unter Beteiligung der Arbeitsgruppe ICD-10 des Kuratoriums für Fragen der Klassifikation im Gesundheitswesen (KKG). www.icd-code.de/icd/code/ICD-10-GM-2011.html (18.1.2011).

Literatur

Verwendete Fachliteratur

American Psychiatric Work Group on Eating Disorders (2006[3]): Practice Guidelines for the Treatment for Patients with Eating Disorders, in: American Journal of Psychiatry, 163 (Suppl): pp. 4–54 (review).

AWMF (2002): Leitlinien Paar- und Familientherapie. 051/025, www.leitlinien.net.

Bienwald, W. / Sonnenfeld, S. / Hoffmann, B. (2005): Betreuungsrecht, Bielefeld: Gieseking Verlag.

Bourcillier, P. (1992): Magersucht und Androgynie, Wuppertal: Steinhäuser Verlag.

Bundesministerium für Gesundheit: Fachtagung »Leben hat Gewicht«, 2009, www.leben-hat-gewicht.de.

Fairburn, C. G. (2002[2]): Interpersonal psychotherapy for eating disorders. In: Fairburn, C. G., Brownell, K. D. (eds.): Eating Disorders and Obesity. A comprehensive Handbook, New York: Guilford Press, pp. 320–324.

Herzog, W. / Munz, D. / Kächele, H. (Hrsg.) (2003[2]): Essstörungen. Therapieführer und psychodynamische Behandlungskonzepte, Stuttgart: Schattauer Verlag.

Hollmann, W. / Strüder, H. K. (2009[5]): Sportmedizin, Stuttgart/New York: Schattauer Verlag.

ICD-10-GM-2011. Internationale statistische Klassifikation der Krankheiten und verwandter Gesundheitsprobleme, 10. Revision – German Modification. Herausgegeben vom Deutschen Institut für Medizinische Dokumentation und Information, DIMDI, im Auftrag des Bundesministeriums für Gesundheit und Soziale Sicherung unter Beteiligung der Arbeitsgruppe ICD-10 des Kuratoriums für Fragen der Klassifikation im Gesundheitswesen (KKG). www.icd-code.de/icd/code/ICD-10-GM-2011.html (18.1.2011).

Jacobi, C. / Thiel, A. / Paul, T. (2009): Kognitive Verhaltenstherapie bei Anorexie und Bulimie, Berlin / Heidelberg / New York: Springer Verlag.

Kromeyer, K. / Wabitsch, M. / Kunz, D. et al. (2001): Perzentile für den Body Mass Index für das Kindes- und Jugendalter unter Heranziehung verschiedener deutscher Stichproben. In: Monatsschrift für Kinderheilkunde, 149, S. 807–818.

Reich, G. (2005): Familienbeziehung und Familientherapie bei Essstörungen. In: Praxis der Kinderpsychologie und Kinderpsychiatrie, 54, S. 318–336.

Reich, G. / Rutz, U. (2007): Paarbeziehungen und Sexualität bei Anorexie und Bulimie. In: Familiendynamik, 32, S. 17–40.

Schors, R. / Huber, D. (2003): Psychoanalytisch denken, verhaltenstherapeutisch handeln? In: Herzog W., Munz, D., Kächele, H. (Hrsg): Essstörungen, S. 60–81.

Bücher zum Weiterlesen

Magersucht und Essstörungen allgemein

Bruch, H. (2000): Essstörungen. Zur Psychologie und Therapie von Übergewicht und Magersucht, Frankfurt a. M.: S. Fischer Verlag.

Bruch, H. (1998): Der goldene Käfig. Das Rätsel der Magersucht, Frankfurt a. M.: S. Fischer Verlag.

Buddeberg-Fischer, B. (1999): Früherkennung und Prävention von Essstörungen – Essverhalten und Körpererleben bei Jugendlichen, Stuttgart / New York: Schattauer Verlag.

Gerlinghoff, M. / Backmund, H. / Mai, N. (1997): Magersucht und Bulimie verstehen und bewältigen, Weinheim/Basel: Beltz Verlag.

Hauner, A. / Reichert, E. (2004): Bodytalk. Der riskante Kult um Körper und Schönheit, München: Deutscher Taschenbuch Verlag.

Johnston, Anita (2007): Die Frau, die im Mondlicht aß. Ess-Störungen überwinden durch die Weisheit uralter Märchen und Mythen, München: MensSana Verlag.

Langsdorff, M. (2002): Die heimliche Sucht, unheimlich zu essen. Bulimie – verstehen und heilen, Frankfurt a. M.: S. Fischer Verlag.

Pollmer, U. / Knoll, G. / Friebe, R. (2005): Esst endlich normal! Wie die Schlankheitsdiktatur die Dünnen dick und die Dicken krank macht, München: Piper Verlag.

Schneider-Henn, K. (1988): Die hungrigen Töchter. Essstörungen bei jungen Mädchen, München: Kösel Verlag.

Selvini Palazzoli, M. (1995⁶): Magersucht. Von der Behandlung Einzelner zur Familientherapie, Stuttgart: Klett-Cotta Verlag.

Selvini Palazzoli, M. (1999): Anorexie und Bulimie, Stuttgart: Klett-Cotta Verlag.

Wardetzki, B. (2002): Iss doch endlich normal! Hilfe für Angehörige von essgestörten Mädchen und Frauen, München: Kösel Verlag.

Wolf, N. (2000): Der Mythos Schönheit. Reinbek: Rowohlt Verlag.

Männer und Essstörungen

Pope, H. G. / Phillips, K. A. / Olivardia, R. (2001): Der Adonis-Komplex. Schönheitswahn und Körperkult bei Männern, München: Deutscher Taschenbuch Verlag.

Wappis, B. (2005): Darüber spricht man(n) nicht ...! Magersucht und Bulimie bei Männern. Books on Demand.

Jugendbücher

Arold, M. (2001): Völlig schwerelos. Miriam ist magersüchtig, Frankfurt a. M.: S. Fischer Verlag.

Blobel, B. (1998): Meine schöne Schwester, Würzburg: Arena Verlag.

Eikenbusch, G. (1999): Und jeden Tag ein Stück weniger von mir, Ravensburg: Ravensburger Verlag.

Frey, J. (2005): Luft zum Frühstück – Ein Mädchen hat Magersucht, Bindlach: Loewe Verlag.

Hornbacher, M. (2001): Alice im Hungerland. Leben mit Bulimie und Magersucht. Eine Autobiographie, Berlin: Ullstein Verlag.

Scheen, K. (2003): Mondfee, Weinheim/Basel: Beltz Verlag.

Hilfreiche Adressen

Die folgende Auflistung von Adressen erhebt keinen Anspruch auf Vollständigkeit. Wir nennen hier Institutionen und Vereine, mit denen wir in den letzten Jahren zusammengearbeitet haben.

Überregional

www.bundesfachverbandessstoerungen.de
Der Bundesfachverband Essstörungen e. V. (BFE) ist ein Zusammenschluss von Beratungsstellen, Kliniken, Wohngruppen, ÄrztInnen/TherapeutInnen und ErnährungsberaterInnen. Der BFE setzt sich für die Belange der Essgestörten in Gesellschaft und Politik ein, entwickelt Kriterien zur Behandlung von Essstörungen, fördert ihre Erforschung und engagiert sich für eine bundesweite Vernetzung im Bereich Essstörungen.

www.bzga-essstoerungen.de
Die Bundeszentrale für gesundheitliche Aufklärung (BzgA) liefert Informationen zum Thema Essstörungen, zu Präventionsangeboten und Beratungsstellen in Deutschland, Hinweise auf Telefonberatung sowie eine Literatur- und Medienliste.

www.dgess.de
Die Deutsche Gesellschaft für Essstörungen e. V. (DGESS) wurde gegründet, um die wissenschaftliche Erforschung der Essstörungen und die Anwendung ihrer Erkenntnisse besser zu vernetzen. Sie versteht sich darüber hinaus als Lobby für die Bedürfnisse der Betroffenen und ihrer Angehörigen.

www.ess-stoerung.de/wichtige_anschriften.htm
Hier kann man deutschlandweit mit Hilfe einer Landkarte nach Adressen und Institutionen rund um das Thema Essstörungen suchen. Es gibt auch einige Adressen für Österreich und die Schweiz.

www.essstoerungen.net
Information, Online-Beratung für Betroffene und Angehörige und ein Adressenverzeichnis.

www.essstoerungshotline.at
Das Portal der Wiener Initiative gegen Essstörungen wendet sich primär an Betroffene aus Österreich, bietet jedoch auch Links zu Adressen in Europa und Übersee.

www.hungrig-online.de
Unter dieser Internetadresse findet man umfangreiche Informationen zu Essstörungen und erhält eine gute Übersicht über Beratungsstellen, Kliniken und Wohngruppen in Deutschland, Österreich und der Schweiz. Darüber hinaus wird eine Liste der Krisen-Interventionsdienste angeboten sowie Foren, Chats, Selbsthilfegruppen und Beratung.

www.magersucht.de
Dieses Portal ist ein ehrenamtlich organisiertes Projekt, das Hilfe zur Selbsthilfe für Betroffene und ihre Angehörigen geben möchte. In Foren und Chats kann man sich miteinander austauschen.

www.magersucht-online.de
Diese Adresse bietet eine Adressdatenbank, Einzelberatung und Gruppenchats.

www.nakos.de
Die Nationale Kontakt- und Informationsstelle zur Anregung und Unterstützung von Selbsthilfegruppen (NAKOS) klärt über Möglichkeiten der Selbsthilfe für Betroffene und Angehörige auf.

www.starke-eltern.de
Ein Internetportal zu allgemeinen Erziehungsfragen und zur Vermeidung von Suchtgefahren.

www.was-wir-essen.de
Informationen zu den Themen Ernährung, Verbraucherschutz und Landwirtschaft.

Baden-Württemberg

www.abas-stuttgart.de
»Anorexie Bulimie Adipositas Stuttgart« ist eine Anlauf- und Beratungsstelle unter der Trägerschaft des »GesundheitsLaden e. V.«.

www.lagaya.de
Der Verein zur Hilfe suchtmittelabhängiger Frauen e. V. »Lagaya« berät
Frauen und Mädchen aus Stuttgart und Umgebung u. a. auch zu Essstö-
rungen.

Bayern

www.anad.de; www.anad-pathways.de/jugendportal
»ANAD e. V.« in München bietet Beratung rund um Essstörungen und
therapeutische Wohngruppen. »Anad pathways« ist das Internetportal
des Vereins, das sich speziell an Jugendliche richtet.

www.caritas-essstoerungen-muenchen.de
Die »Fachambulanz für Essstörungen« ist Mitglied im Bundesverband
Essstörungen (BFE) sowie in der Caritas Suchthilfe e. V.

www.cinderella-rat-bei-essstoerungen.de
Die Beratungsstelle für Essstörungen des Aktionskreises für Ess- und
Magersucht e. V. »Cinderella« bietet Rat und Hilfe für Betroffene und
Angehörige in und um München.

www.fen-net.de/dickundduenn
Fachberatung für Frauen mit Essstörungen durch den Verein »dick und
dünn e. V.« in Nürnberg.

www.kjp-netz.de/ace
Das »Ambulante Centrum für Essstörungen, Sport- und Ernährungsme-
dizin e. V. (ACE)« bietet Beratung, Prävention, Koordination und Angebot von Therapien für den Bereich Essstörungen, Sport- und Ernäh-
rungsmedizin.

www.landshuter-netzwerk.de
Das »Landshuter Netzwerk e. V.« bietet Beratung auch für Frauen mit
Essstörungen in und um Landshut.

Berlin

www.bitter-und-suess.de
Die in Berlin ansässige Institution »Bitter & Süß« bietet Gruppentherapie sowie eine betreute Wohngruppe.

www.dick-und-duenn-berlin.de
Ein Beratungszentrum bei Essstörungen des »Dick & Dünn e. V.«, das sich um zeitnahe Terminvergabe bemüht.

Hamburg
Universitätsklinikum Eppendorf (UKE)
Psychosomatische Abteilung der Kinderklinik
Martinistr. 52
20246 Hamburg
Täglich 8 bis 16 Uhr (zusätzlich Anrufbeantworter)
Tel: 0 40/74 10-527 15
kinderpsychosomatik@uke.uni-hamburg.de
Erikahaus West 29 (W29)
Martinistr. 52
20246 Hamburg

www.ernaehrung-hamburg.de
In der »Zentrale für Ernährungsberatung e.V.« gibt es Aufklärung, Information, Beratung und Ernährungstherapie für gesunde und erkrankte Menschen.

www.kajal.de
»KAJAL« ist eine Einrichtung von »Frauenperspektiven e. V.« mit einem Beratungsangebot für Mädchen und junge Frauen mit Suchterkrankungen oder einem problematischen Essverhalten, die in Hamburg oder Umgebung leben.

www.kinderkrankenhaus.net
Altonaer Kinderkrankenhaus
Abteilung für Kinder- und Jugendpsychosomatik
Montag bis Freitag 8:30–16:00 Uhr
Tel.: 0 40/8 89 08-270
Fax: 0 40/8 89 08-272

www.waage-hh.de
»Waage e. V.« ist eine Beratungsstelle für Frauen mit Essstörungen in Hamburg. Geboten werden Projektarbeit, Fortbildungsveranstaltungen, Einzel-, Gruppen- und Körpertherapie. »Waage e. V.« engagiert sich für die fachübergreifende Vernetzung von Kliniken, Wohngruppen, ÄrztInnen, PsychotherapeutInnen und Ernährungsfachkräften.

Hessen
www.balance-bei-essstoerungen-frankfurt.de
»Balance e. V.« bietet ambulante Beratungs- und Therapieangebote für Kinder und Jugendliche, Frauen und Männer, die an einer Essstörung erkrankt sind.

www.essfrust.de
Online-Beratung in Kooperation von magersucht.de und dem Frankfurter Zentrum für Ess-Störungen.

www.essstoerungen-frankfurt.de
Das »Frankfurter Zentrum für Ess-Störungen« bietet ein umfassendes Angebot zur Prävention, Beratung und Behandlung von Essstörungen sowie Fortbildungsveranstaltungen an.

Mecklenburg-Vorpommern
www.dick-duenn-mv.de
Der Verein »Dick und Dünn M-V e. V.« bietet Beratung und Information rund um Essstörungen für Betroffene und ihre Angehörigen in Mecklenburg-Vorpommern. Sitz der Beratungsstelle ist Rostock.

www.suchthilfe-rostock.de
Konfessionsübergreifende Beratung der Evangelischen Suchtberatung Rostock gGmbH, auch für Menschen mit Essstörungen.

Niedersachsen
www.amidon-uelzen.de
»amIDon« bietet essgestörten Menschen therapeutische Wohngemeinschaften, die die Lücke zwischen einem Klinikaufenthalt und einem eigenständigen, unbetreuten Leben schließen sollen.

www.aranat.de
Das schleswig-holsteinische Frauenkommunikationszentrum »Aranat«
berät auch Frauen mit Essstörungen.

www.dick-und-duenn-nordwest.de
Das in Oldenburg ansässige Beratungszentrum des »Dick & Dünn
Nordwest e. V.« berät Menschen mit Essstörungen sowie ihre Angehöri-
gen und organisiert auch Selbsthilfegruppen.

www.essstoerungen-lueneburg.de
Das »Netzwerk Essstörungen« unter der Trägerschaft des Diakonischen
Werkes informiert über Essstörungen, Ernährung und Prävention und
bietet Betroffenen verschiedene Hilfsangebote, u. a. Beratung und Therapie.

www.kaskade-verein.de
»KASKADE – Beratung bei Essstörungen Göttingen e. V.« bietet Betroffenen Information und Beratung, Therapie und Selbsterfahrungsgrup-
pen.

www.mediclin.de/seepark
Die MediClin Seepark Klinik ist eine Fach- und Rehabilitationsklinik
für Psychosomatische Medizin und Psychotherapie für Kinder, Jugendliche und Erwachsene (Frauen und Männer) sowie als Krankenhaus für
Akutpsychosomatik mit dem Schwerpunkt für Essstörungen zugelassen.

Nordrhein-Westfalen
www.frauenberatungsstelle-juelich.de
Der Verein »Frauen helfen Frauen e. V. Jülich« bietet auch Beratung zu
Essstörungen.

www.frauenzentrum-troisdorf.de
Das »Frauenzentrum Troisdorf e. V.« bietet Frauen und Mädchen u. a.
auch Beratung bei Essstörungen.

www.suchthilfe-aachen.de
Die »Suchthilfe Aachen« von Caritas und Diakonie berät auch bei Essstörungen.

Zentrum für Essstörungen Köln e. V.
Goebenstr. 3, 50672 Köln
Tel. 02 21/76 45 06
Hier kann man sich nach Voranmeldung beraten lassen.

Sachsen
www.drogenberatung-chemnitz.de
Die Beratungsstelle der »Kontaktstelle Jugendsucht- und Drogenberatung (JSDB) Stadtmission Chemnitz e. V.« berät auch bei Essstörungen.

Bildnachweis

Im Teufelskreis der Magersucht

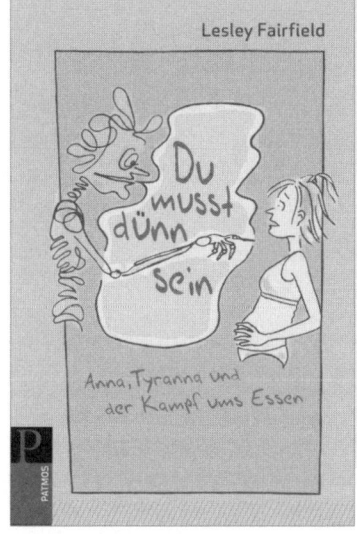

Lesley Fairfield
Du musst dünn sein
Anna, Tyranna und der Kampf ums Essen
Aus dem Englischen von Michael Schmidt

Format 14 x 22 cm
114 Seiten
Graphic Novel in Schwarz-Weiß
Paperback
ISBN 978-3-8436-0027-9

Anna hat einen inneren Dämon: Tyranna. Er redet ihr ein, sie sei
hässlich und vor allem zu dick. Modetrends, Vorbilder in den
Medien und ihr Freundeskreis bestätigen dieses Trugbild. Hinzu
kommt das Gefühlschaos der Pubertät. Anna gerät immer mehr in
den Würgegriff von Tyranna und hungert sich mager – bis sie eines
Tages entkräftet zusammenbricht. Dank therapeutischer Unterstützung und ihrer eigenen Kreativität gelingt es ihr schließlich,
Tyranna zu verbannen.

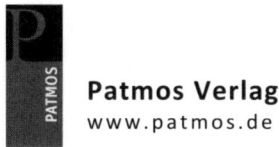

Patmos Verlag
www.patmos.de